Mayr

Ihr Einkaufsführer Kohlenhydrate,
Proteine, Fette

W0085702

Peter Mayr

Ihr Einkaufsführer

Kohlenhydrate, Proteine, Fette

Schlank, vital und leistungsfähig:
So kombinieren Sie Ihre Lebensmittel
optimal

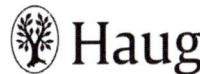

Bibliografische Information Der Deutschen Bibliothek
Die Deutsche Bibliothek verzeichnet diese Publikation in der Deutschen Nationalbibliografie; detaillierte bibliografische Daten sind im Internet über http://dnb.ddb.de abrufbar

© 2003 Karl F. Haug Verlag in MVS Medizinverlage Stuttgart GmbH & Co. KG, Postfach 30 05 04, 70445 Stuttgart

Wenn Sie Fragen oder Anregungen zu diesem Buch haben, schreiben Sie uns oder besuchen Sie uns im Internet unter
www.haug-gesundheit.de

Programmplanung: Dr. Elvira Weißmann-Orzlowski
Lektorat: Susanne Arnold
Umschlaggestaltung: CYCLUS · Visuelle Kommunikation, Stuttgart
Umschlagfotos: Mauritius
Satz: Fotosatz H. Buck, Kumhausen
Druck und Verarbeitung: Druckhaus Beltz, Hemsbach

ISBN 3-8304-2090-0   1 2 3 4 5

Inhalt

Vorwort 9

Theoretischer Teil

Was Sie beim Einkaufen beachten sollten 11

Lager- und Verarbeitungstipps 12

Die richtige Ernährung 13
Alles fängt beim Einkauf an 13
Die Inhaltsstoffe der Nahrung 13
Herkunft der Nahrungsmittel 14
Qualität der Lebensmittel 14
Energie und Nährstoffbedarf 15
• Es wird immer noch in Kalorien gedacht 16
• Was ist das richtige Körpergewicht? 16
• Die neue Berechnungsformel „Body-Mass-Index" . . . 17
Kohlenhydrate 18
Stärke und Einfach-Zucker 19
Der glykämische Index eines Lebensmittels 20
Fette 22
Gesättigte und ungesättigte Fettsäuren 23
• Cis- und trans-Fettsäuren 24
• Wenig gesättigte – mehr ungesättigte Fettsäuren . . . 24
Eiweiß 25
Wie werden Kohlenhydrate, Eiweiße und Fette
   am günstigsten miteinander kombiniert? 26
• Die schnelle Kombination, die Erleichterung schafft 27
Was sind Mineralstoffe? 28
Was sind Mengenelemente? 28
Was sind Spurenelemente? 29
Vitamine 30
Ballaststoffe 37

Sekundäre Pflanzeninhaltsstoffe 38
Bioaktive Substanzen 38
Problem Lebensmittelzusätze 40
Umweltbelastung und Ernährung 40
• Umweltschadstoffe 41
Nitrat wird zu Nitrit 41
Roh oder gekocht? 42
• Naturbelassen heißt nicht unbedingt hochwertiger . 43

Praktischer Teil

**Gehalt an Kohlenhydraten, Proteinen und Fetten
in den wichtigsten Lebensmitteln** 45

Zeitgemäße, gesunde Ernährung 58
Kleine Lebensmittelkunde 66
• Getreide 66
• Ernährungsphysiologische Bedeutung 69
• Reis 72
• Kartoffeln 73
• Ernährungsphysiologische Bedeutung 75
• Zucker 76
• Ernährungsphysiologische Bedeutung 77

Verdauung und Verwertung der Kohlenhydrate . . . 79

Fette – die energiereichsten Nährstoffe 81
Nahrungsfette – chemisch betrachtet 81
• Fettsäuren bestimmen die Fettqualität 82
Lecithin ist unentbehrlich 84
Cholesterin 84
Lipoproteine 86
Deckung des Fettbedarfs 87
Verderb von Fetten 88
Fett ist nicht gleich Fett 89
Margarine 91

Butter 92
• Butterschmalz 92
Schlachtfette 93
Fischöl 93
Lagerung von Fetten 94
Fettarme Produkte 95
Verdauung und Verwertung von Fetten 95
Das Wichtigste über den Umgang mit Fetten 96
• Wie viel Fett ist gesund? 96

Proteine – wichtige Baustoffe 100
• Proteine und Proteide 101
Biologische Wertigkeit von Eiweiß 102
Verdauung und Verwertung von Eiweißstoffen 103
Empfehlung zur Bedarfsdeckung 104
Eiweißstoffe in der Nahrungszubereitung 106

Milch und Milchprodukte 108
Einkauf und Lagerung 109
• Pasteurisieren, Ultrahocherhitzen, Sterilisieren 110
Milcherzeugnisse 111
• Sahneerzeugnisse 113
• Konservierte Erzeugnisse 113
• Käse 114
• Einkauf von Käse 115

Hühnereier 115

Geflügel 116
Einkauf und Lagerung 117
• Gefrorenes Geflügel 117

Fleisch 118
• Fleischsorten 118
Lagerung von Fleisch 120
Wurstwaren 120
Ernährungsphysiologische Bedeutung 121

Fisch 122
Einkauf 123
Lagerung 123

Gemüse und Obst 123
Gemüse 125
• Gemüseerzeugnisse 125
Ernährungsphysiologische Bedeutung 126
• Das Nitratproblem 127
Obst 128
Ernährungsphysiologische Bedeutung 129
Einkauf und Lagerung 129
Obst- und Gemüsesäfte 130

Literatur 132

Vorwort

Liebe Leserin, lieber Leser!

Wozu einen Einkaufsführer? Um Ihnen das Einkaufen zu erleichtern, damit Sie ein schnelles Nachschlagewerk haben, was den Kohlenhydratgehalt, den Eiweißgehalt und den Fettgehalt der Lebensmittel betrifft, bis Sie es sich angewöhnt haben, auch das klein Gedruckte auf der Verpackung zu lesen.

Keine Angst, ich weiß, niemand hat genug Zeit dazu! Jeder hat Standard-Lebensmittel, die er immer wieder kauft. Was ist also dabei, wenn Sie zu Hause einmal in Ruhe das Gedruckte studieren? Das erleichtert Ihnen beim nächsten Einkauf, unter den angebotenen Produkten das Richtige und Gesunde zu wählen.

Einkaufen ist häufig mit Stress verbunden: Kein Parkplatz, wenig Zeit und viele Menschen an der Kasse. Das kann keinen Spaß machen! Versuchen Sie es einfach mal anders: Nehmen Sie sich die Zeit zum Einkaufen, damit Sie in aller Ruhe die Lebensmittel, die Sie verwenden wollen, aussuchen können. Denken Sie an Ihre Lieben zu Hause, denen Sie mit einem guten Essen immer Freude bereiten können, oder genießen Sie es einfach selbst.

Achten Sie auf Qualität bei den Lebensmitteln. Kein Koch der Welt kann Hervorragendes zubereiten, wenn die Qualität nicht stimmt. Sparen Sie bei anderen Dingen, aber nicht bei solchen, die Sie täglich zum Leben – für Ihre Ernährung – brauchen. Denken Sie daran: „Ein gutes Auto fährt nicht mit billigem Öl und Treibstoff. Pflegen auch Sie Ihren Motor!

Die Liebe zum Kochen ist wichtiger als das beste Kochgeschirr! Immer wieder hört man, was für eine tolle Küche und welche hervorragenden Küchengeräte zu Hause stehen. Doch was nützt das alles, wenn Sie die Zeit und die Liebe zum Kochen nicht finden können?

Einkauf, Zubereitung und Esskultur müssen Hand in Hand gehen. Gute Qualität so zubereitet, dass möglichst viel an Nährstoffen darin erhalten bleibt, hübsch angerichtet, dass man Appetit bekommt, und langsam gegessen, dass es einem nicht auf den Magen drückt und es Ihnen hinterher auch noch gut geht!

Bei alldem wünsche ich Ihnen gutes Gelingen und guten Appetit

Ihr Peter Mayr

Theoretischer Teil

Was Sie beim Einkaufen beachten sollten

- Kaufen Sie nicht wahllos ein, sondern machen Sie einen Einkaufszettel. Kaufen Sie ein, wenn Sie satt sind, denn hungrig kauft man immer mehr, als man braucht!
- Achten Sie auf das Ablaufdatum und lesen Sie, was sonst noch auf der Verpackung steht, wenn es um Ihre Lebensmittel geht!
- Lassen Sie sich nicht verleiten von Naschereien und von den so genannten „Light-Produkten" oder „du darfst". Es geht immer um die Menge!
- Bedenken Sie, dass ein gutes Lebensmittel immer einem natürlichen Verderb ausgeliefert ist, und dass alles, was zu lange hält, chemisch haltbar gemacht wurde.
- Bevorzugen Sie stets unsere heimischen Produkte und denken Sie auch an die Jahreszeit, um sicher zu gehen, was wann bei uns wächst und reif ist.
- Gestalten Sie Ihren Speiseplan so, dass Sie nur jeden zweiten oder dritten Tag tierisches Eiweiß zu sich nehmen. Bevorzugen Sie fleischlose Kost.
- Verwenden Sie Vollwertgetreide-Mehl und kein Auszugsmehl, um in den Genuss von wichtigen Inhalts- und Ballaststoffen zu kommen.
- Kaufen Sie keine billige Ware, denn Qualität geht über den Preis, und Ihre Gesundheit sollte Ihnen etwas wert sein!
- Frischgemüse und Obst stehen vor Tiefkühlkost, doch der Wertigkeitsverlust ist manchmal minimal.
- Biologisch angebaute Kräuter, Gemüse, Obst und Fleisch aus artgerechter Tierhaltung schmecken besser und sind gesünder.

Lager- und Verarbeitungstipps

- Brot und Gebäck nicht in Plastiktüten aufbewahren, sondern in einem atmungsaktiven Brotbehälter.
- Wenn Sie Brot einfrieren, dann immer in einem Gefrierbeutel, damit kein Gefrierbrand entsteht! Danach im Ofen bei 150 °C aufbacken.
- Frisches Obst und Gemüse aus der Verpackung nehmen und im Gemüsekühlfach aufbewahren. Tiefkühlgemüse nach Verpackungsvorschrift zubereiten.
- Frische Kräuter im Topf kaufen oder in gutem Öl eingelegt (Pesto). Frische Kräuter in Alufolie eingeschlagen und im Gemüsekühlfach aufbewahren.
- Tiefgekühltes Fleisch oder Fisch immer über Nacht im Kühlschrank auftauen lassen, nie im Mikrowellenherd oder im Backrohr.
- Getreide im ganzen Korn kühl, trocken und im Holzbehälter oder Tonbehälter aufbewahren. Erst kurz vor Verwendung frisch mahlen! Mehl nicht zu lange lagern.
- Native kaltgepresste Öle immer kühl aufbewahren, aber nicht zu kalt, da das Öl fest wird – am besten im Gemüsekühlfach.
- Nach Möglichkeit Milchprodukte im Kühlschrank von Fleisch und Fisch getrennt aufbewahren. Sie nehmen gerne fremde Gerüche an!
- Wenn Sie etwas einfrieren, notieren Sie das Datum und den Inhalt auf der Verpackung.
- Nehmen Sie ein Rezept möglichst nur als Anregung und verbrauchen Sie die Lebensmittel, die im Kühlschrank sind oder die Sie zu Hause haben! Ergänzen Sie mit „Ähnlichem".
- Bevor Sie zu kochen beginnen, vergewissern Sie sich, ob wirklich alles parat ist, um mit dem eigentlichen Kochprozess beginnen zu können. „Mise en place" heißt Vorarbeit zur Hauptarbeit – und nicht „Mist am Platz"!

Die richtige Ernährung

Richtige Ernährung ist eine wichtige Voraussetzung für Gesundheit und Leistungsfähigkeit – das weiß heute wohl jeder. Ernährung als therapeutisches und präventives Prinzip – darauf wird immer noch zu wenig geachtet.

Niemand von uns kommt darum herum, sich mit der Basis einer gesunden Ernährung auseinander zu setzen. Daher ist es gut, einen praktischen Einkaufsführer zu haben, der in die Jackentasche passt und in dem das Wichtigste in Kurzform steht.

Alles fängt beim Einkauf an

Es ist wirklich nicht einfach, aus der Vielfalt der angebotenen Lebensmittel immer das Richtige zu wählen.

Gemüse, Salat, Beeren und Früchte gibt es quasi von Januar bis Dezember in den Supermärkten. Nicht jeder weiß daher, wann bestimmte Gemüsesorten Saison haben und wann nicht. Am deutlichsten spürt man es am Geschmack – Erdbeeren und Tomaten schmecken im Sommer, aber nicht im Dezember.

Die Inhaltsstoffe der Nahrung

Diese sind von großer Bedeutung, daher sollten sie schon beim Einkauf etwas darüber wissen. Langfristig kann ein Mensch sich nur dann ausgewogen ernähren, wenn er weiß, welche Nährstoffe die Lebensmittel enthalten und deren Bedeutung für den Organismus kennt. Der richtige Einkauf und die richtige Auswahl sich ergänzender Lebensmittel sind wichtigste Grundlage für eine gesunde Ernährung. Eine möglichst kurze Lagerzeit und eine schonende und werterhaltende Zubereitung sind Garanten für eine ausreichende und bedarfsdeckende Aufnahme wichtiger Nahrungsbestandteile.

Je unbehandelter und natürlicher, desto wertvoller ist ein Lebensmittel. Merken Sie sich: Alles, was „verdirbt", ist ein gutes Zeichen für „Lebendigkeit". Was überlang hält, ist stark bearbeitet. Die Lebendigkeit der Nahrung ist sehr wichtig für den lebenden Organismus. Prof. Mommsen sagte: „Nichts Lebendes kann dauerhaft gesund mit Totem ernährt werden!"

Die Lebensmittel liefern unserem Körper all die Stoffe, die er für sein Wachstum, die Aufrechterhaltung aller körperlichen und geistigen Funktionen und für die Regulation der Körpertemperatur benötigt. Die Aufnahme von Nahrung und Wasser ist aber auch nötig, um abgestorbene Zellen oder ausgeschiedene Körperflüssigkeiten zu ersetzen.

Zusammengefasst sind dies: Eiweiß, Fett, Kohlenhydrate, Vitamine und Mineralstoffe sowie Wasser. Viele Lebensmittel sind gegeneinander austauschbar.

Herkunft der Nahrungsmittel

Grundverschieden ist die Kost der Europäer, Asiaten und Afrikaner. Dennoch wachsen überall die entsprechenden Nahrungsmittel, die es ermöglichen, die Nährstoffe zu decken.

Daher können sich alle Menschen – bei richtiger Auswahl – mit ganz unterschiedlichen Kostformen vollwertig ernähren. Es geht dabei vorwiegend um die richtige Kombination. Kein Nahrungsmittel enthält alle Nährstoffe, andererseits gibt es aber auch keines, das nichts enthält.

Qualität der Lebensmittel

Gute oder schlechte Lebensmittel wie Korn, Salat, Gemüse und Obst unterscheiden sich durch die Anbauweise, Fleisch durch Pflege, Haltung und Fütterung der Tiere. Nicht die Nahrungsmittel selbst, sondern die Inhaltsstoffe sind das Entscheidende. Die Nährstoffdichte ist ein Qualitätskriterium.

Lebensmittel mit einer hohen Nährstoffdichte sind solche, die viele Vitamine, Mineralstoffe oder andere essenzielle Nährstoffe beinhalten. Im Gegensatz dazu sind industrialisierter Zucker, Weißmehl und zuckerhaltige Süßwaren Lebensmittel mit geringer Nährstoffdichte.

Empfehlenswert ist eine Nahrung mit viel leicht verdaulichen Kohlenhydraten aus pflanzlichen Lebensmitteln: Obst und Gemüse, häufig als Frischkost, sowie Getreideprodukte, die überwiegend in Form von Vollkornerzeugnissen auf den Tisch kommen sollten.

Energie und Nährstoffbedarf

Der Organismus deckt seinen Energiebedarf für das Wachstum, für die Aufrechterhaltung der Körpertemperatur und für alle Stoffwechselleistungen aus der Verbrennung von Fetten und Kohlenhydraten. Eiweiß wird nur zu einem geringen Teil für die Verbrennung herangezogen, weil es primär andere Aufgaben im Körper zu erfüllen hat.

Chemisch gesehen werden bei der Verbrennung, zum Beispiel von Kohle, die drei Elemente Kohlenstoff (C) Wasserstoff (H) und Sauerstoff (O_2) zu Kohlendioxid (CO_2) und Wasser (H_2O) umgesetzt.

Die Nährstoffe Fett, Kohlenhydrate und Eiweiß könnten wir prinzipiell auch im Ofen verbrennen und die dabei frei werdende Energie als Wärme nutzen. Die Verbrennung der Nährstoffe im Stoffwechsel unterscheidet sich von der im Ofen nur dadurch, dass sie nicht so plötzlich (unter Flammenbildung), sondern in vielen Teilschritten langsam erfolgt. Die dabei frei werdende Energie wird über den Stoffwechsel für die verschiedenen Leistungen des Körpers nutzbar gemacht. Endprodukte des Stoffwechsels von Fetten und Kohlenhydraten sind dabei – wie im Ofen – Kohlendioxid und Wasser, die mit der Atmung über die Lunge bzw. über die Niere und den Darm ausgeschieden werden.

Es wird immer noch in Kalorien gedacht

Der in Kalorien ausgedrückte Brennwert – also die frei werdende, nutzbare Wärmeenergie – beträgt für Fett 9 Kilokalorien (kcal), für Kohlenhydrate und Eiweiß jeweils 4 Kilokalorien (kcal) pro Gramm.

Die Kalorie ist eine – an sich veraltete, aber immer noch gebräuchliche – Einheit für den Wärme- oder Energiegehalt einer Substanz. Eine Kilokalorie ist die Energiemenge, die notwendig ist, um 1 Liter Wasser von 14,5 °C auf 15,5 °C bei normalem Atmosphärendruck zu erwärmen. Die Einheit „Kalorie" wurde schon vor langer Zeit in die Einheit „Joule" geändert, hat sich aber nie richtig durchgesetzt, sodass beide Einheiten verwendet werden. Genau berechnet entspricht eine Kilokalorie (kcal) 4,184 Kilojoule (kJ). Vereinfacht rechnet man 1 kcal = 4 kJ.

Was ist das richtige Körpergewicht?

Der Energiebedarf des Menschen setzt sich aus zwei Parametern zusammen: zum einen aus dem Grundumsatz, für so grundlegende Leistungen des Stoffwechsels wie die Aufrechterhaltung der Atmung und die Tätigkeit des Herzmuskels (selbst bei völliger Ruhe ist dieser Umsatz nötig), zum anderen besteht der Energiebedarf aus dem Arbeits- oder Leistungsumsatz, dem zusätzlichen Bedarf für jede Art von körperlicher Betätigung.

Ob die Energiezufuhr über die Nahrung dem tatsächlichen Bedarf entspricht, lässt sich leicht aus dem Körpergewicht ablesen. Dabei gibt es verschiedene Möglichkeiten. Eine dieser Berechnungsformeln ist der so genannte „Broca-Index". Er definiert das Normalgewicht als das Gewicht in Kilogramm, das sich aus der Formel „Körpergröße in Zentimeter minus 100" ergibt. Eine Frau mit 165 cm Körpergröße hätte damit ihr Normalgewicht bei 65 kg. Nach dem Arzt Broca liegt dann echtes Übergewicht vor, wenn das tatsächliche Körpergewicht das Normalgewicht um 15 % oder mehr übersteigt. Hier besteht allerdings der Nachteil, dass kleine Menschen eher zu oft, große Personen eher zu selten als übergewichtig eingestuft werden.

Die neue Berechnungsformel „Body-Mass-Index"

Im Gegensatz zur Broca-Formel werden hier kleine Menschen nicht benachteiligt. Der Body-Mass-Index ergibt sich aus dem Quotienten „tatsächliches Gewicht in Kilogramm geteilt durch Körpergröße in Meter. Eine Frau von 165 cm Größe und einem Gewicht von 65 kg würde einen Body-Mass-Index von 23,9 erreichen.

Um den Index-Wert einschätzen zu können und zu beurteilen, ob eher tolerierbares oder schon Übergewicht vorliegt, stehen sehr detaillierte Tabellen zur Verfügung, die akzeptable Bereiche des Body-Mass-Index – je nach Geschlecht – von leichtem bis starkem Übergewicht abgrenzen.

Bewertung des BMI

Altersgruppe	wünschenswerter BMI
19–24 Jahre	19–24
25–34 Jahre	20–25
35–44 Jahre	21–26
45–54 Jahre	22–27
55–64 Jahre	23–28
Über 65	24–29

Kalorienverbrauch bei verschiedenen Tätigkeiten

Tätigkeit	Kalorienverbrauch pro 15 Minuten
Gehen	80
Laufen auf Ebene	190
Bergwandern ohne Gepäck	120
Bügeln	60
Fußball spielen	130
Golf spielen	80
Gymnastik	70
Rad fahren	100
Rasen mähen	110
Brustschwimmen	160
Ski fahren	100
Tanzen	50
Tennis spielen	110

Kohlenhydrate

Zu viel Kohlenhydrate machen dick. Zu wenig machen schlapp. Wir brauchen auch den Zucker, nur die Mengen stimmen nicht!

Die Kohlenhydrat-Hauptträger sind Brot und Gebäck, Kartoffeln, Nudeln, Reis, Knödel, Getreide, Mehl und Stärkeprodukte. Es ist sehr wichtig, dass sie Vollwertprodukte anstatt Weißmehlprodukte kaufen. Vollwertprodukte haben mehr Nähr- und Ballaststoffe.

Es bleibt aber nicht beim Grundprodukt, es sei denn, man isst das Brot zur Suppe oder zum Salat. In der Regel gibt man häufig zusätzlich Butter, Wurst, Käse und diverse Aufstriche aufs Brot, die allesamt sehr fettreich sind. Kartoffeln werden häufig als Frites oder Chips in viel Fett zubereitet. Nudeln werden in Butter geschwenkt, mit Rahm- oder Ölsoßen zubereitet. Reis wird mit Fett angereichert, Knödel werden mit einem Butterabtrieb aufgelockert, Getreide werden mit fetten Soßen vermischt, Mehl wird für fettreiche Produkte als Eiweißbindung verwendet und Stärke macht viele Fettsoßen cremig und dicklich.

Mengenmäßig machen die Kohlenhydrate den Hauptanteil in allen Kostformen aus. Wir unterscheiden zum einen die hochmolekularen (langkettigen) Kohlenhydrate, so genannte Polysaccharide (wie die Stärke oder Bestandteile der Pflanzenfaser, die Zellulose); zum anderen gehören zu den Kohlenhydraten die niedermolekularen (kurzkettigen), leicht löslichen Zucker, die – weil sie nur aus einem oder zwei Bausteinen bestehen – auch als Mono- oder Disaccharide bezeichnet werden.

Auch Ballaststoffe sind Kohlenhydrate. Während der Körper Kohlenhydrate wie Zucker und Stärke ohne weiteres abbauen und im Stoffwechselgeschehen verwerten kann, sind Faserbestandteile wie die Zellulose unverdaulich. Sie müssen von Darmbakterien aufgeschlossen werden, um dem Körper als Nährstoff verfügbar gemacht zu werden.

Stärke und Einfach-Zucker

Stärke kann vom Körper nur verwertet werden, wenn sie vorher im Mund durch Kauen und Einspeicheln, hauptsächlich aber im Darm, in ihre Bausteine aufgespalten wird. Man könnte daher denken, es sei belanglos, ob man hochmolekulare (langkettige) Stärke oder gleich niedermolekularen (kurzkettigen) Zucker verzehrt. Das ist jedoch nicht der Fall. Denn bei der Verdauung von stärkehaltigen Lebensmittel zusammen mit Ballaststoffen wird der entstehende Zucker langsamer in den Körper aufgenommen und im Stoffwechsel verarbeitet als reiner Haushalts- oder Traubenzucker.

Das wirkt sich günstig auf den Blutzuckergehalt aus und führt bei weitem nicht so rasch (und heftig) zu einem erneuten Hungergefühl wie beim Verzehr von Einfach-Zucker. Stärke nehmen wir selten in reiner Form – etwa als Stärkepudding – auf, sondern meist als Bestandteil eines Nahrungsmittels – wie zum Beispiel Getreide –, das weitere wichtige Nährstoffe wie Vitamine und Mineralstoffe enthält. Stärkereiche Lebensmittel sind daher ernährungsphysiologisch oft besonders wertvoll. Zucker hingegen bringt in der Regel keine Vitamine oder Mineralstoffe mit. Wir sollten daher mehr auf Vollwertkost – mit langkettigen Kohlenhydraten – achten!

Der glykämische Index eines Lebensmittels

Der Anstieg des Blutzuckerspiegels ist abhängig von der Verdaulichkeit und Resorptionsgeschwindigkeit der Kohlenhydrate in der Nahrung.

Die blutzuckersteigernde Wirkung kohlenhydrathaltiger Lebensmittel (Konzentrationsverlauf der Blutzuckerkurve über 2 Stunden) wird als glykämischer Index bezeichnet.

Der glykämische Index wird mehr durch die Zusammensetzung unserer Nahrung beeinflusst als von der Art der Kohlenhydrate. Dieser Index ist am höchsten für Glucose.

Der Wert für Glucose wird gleich 100 gesetzt, der Wert aller anderen Lebensmittel wird relativ zu Glucose ermittelt. Ein hoher glykämischer Index bedeutet einen schnellen Anstieg des Blutzuckerspiegels. Bei einem niedrigen Index gehen die Kohlenhydrate langsamer ins Blut über, was für uns – vor allem aber für Diabetiker – wichtig ist. Auch hält bei Nahrungsmitteln mit niedrigem glykämischen Index das Sättigungsgefühl länger an.

Durchschnittliche Werte für den glykämischen Index:

Getreide – Brot

Weißbrot	70	Weizenvollkornbrot	69
Teigwaren	70	Schokoriegel	70
Maismehl	68	Reis poliert	56
Naturreis	55	Mehrkornbrot	45
Spaghetti weiß	41	Vollkornspaghetti	37
Roggen	34	Gerste	25
Sauerteigbrot	52	Roggenbrot	50
Quinoa	35	Soja-Glasnudeln	30

Frühstückscerealien

Cornflakes	84	Reiscrispies	82
Weizenschrot	69	Hafermehl	61
Müsli	52	Reismehl	95

Obst

Wassermelonen	72	Ananas	66
Kiwi	52	Pflaumen	39
Orangen	45	Honig	73
Rosinen	64	Bananen	53
Weintrauben	52	Orangen	43
Birnen	36	Äpfel	36
Aprikosen	15	Kirschen	22

Gemüse-Hülsenfrüchte

Kartoffeln gebacken	83	Kartoffeln geröstet	83
Kartoffelchips	90	Pommes	95
Kartoffelbrei	73	Karotten	71
Zucchini	15	Grüngemüse	15
Batate	54	Erbsen grün	48

Durchschnittliche Werte für den glykämischen Index:			
Bohnen grün	48	Kichererbsen	33
Bohnen weiß	31	Linsen	29
Kidneybohnen	27	Zwiebel/Knoblauch	15
Milchprodukte			
Milchreis	61	Joghurt fettarm	33
Magermilch	33	Vollmilch	27
Snacks			
Maischips	73	Weizencracker	67
Popcorn	55	Kartoffelchips	54
Schokolade	49	Erdnüsse	14
Zucker-Honig			
Glucose	100	Honig	73
Saccharose	65	Lactose	46
Fructose	23		
Getränke			
Sportgetränke	95	Erfrischungsgetränke	68
Orangensaft	57	Apfelsaft	41

Fette

Nahrungsfette sind aus den Bausteinen Glyzerin und Fettsäuren aufgebaut. Sie enthalten auch eine Reihe weiterer Bestandteile, wie die fettlöslichen Vitamine, Farb- und Aromastoffe und Antioxidantien, die das Fett vor Oxidation – also einem Verderb durch Sauerstoffeinwirkung – schützen, sowie Cholesterin und pflanzliche Sterine. Diese Fettbegleitstoffe machen nur etwa 1 Prozent des Nahrungsfettes aus.

Die größten Fettlieferanten in den Einkaufsregalen:
Pommes frites, Chips, Kroketten
Salatsoßen/Fertigdressing
Kekse, Knabbergebäck, Schnitten, Waffeln
Mayonnaisen, Aufstriche, Gelees
Fette Würste, fettes Fleisch, fetter Käse

Gesättigte und ungesättigte Fettsäuren

In vielen Fettsäuren sind so viele Wasserstoffatome enthalten, wie es nach den Gesetzen der chemischen Bindung nur möglich ist. Sie sind, wie man sagt, mit Wasserstoffatomen gesättigt. Deshalb nennt man solche Fette auch „gesättigte Fettsäuren".

Daneben gibt es Fettsäuren, die 2, 4, 6 oder 8 Wasserstoffatome weniger haben als die gesättigten; man nennt sie „einfach ungesättigt" (wenn sie 2 Wasserstoffatome weniger haben), ansonsten „mehrfach ungesättigte Fettsäuren" (Polyenfettsäuren).

Bei den gesättigten Fettsäuren unterscheidet man je nach Molekülgröße (Kettenlänge) zwischen kurz-, mittel- und langkettigen Fettsäuren. Die mittelkettigen Fettsäuren werden leichter in den Körper aufgenommen und schneller abgebaut als die langkettigen. Sie werden daher bei einigen Diäten (Pancreatitis) und bei Fettstoffwechselstörungen empfohlen. Von Natur aus kommen solche kurz- und mittelkettigen Fettsäuren allerdings nur in relativ geringer Menge vor, zum Beispiel in Butter. Im Rahmen eines Diätplanes müssen deshalb spezielle Diätfette (MCT-Fette) mit kurz- und mittelkettigen Fettsäuren verwendet werden.

Gesättigte und einfach ungesättigte Fettsäuren (zum Beispiel die den Hauptteil des Olivenöls ausmachende Ölsäure) kann der Körper aus kleineren Molekülen aufbauen oder aus Kohlenhydraten wie Stärke und Zucker umbauen. Nicht aufbauen kann der Körper dagegen eine Reihe mehrfach ungesättigter Fettsäuren, die deshalb auch als „essenzielle" (lebensnotwendige) Fettsäuren bezeichnet werden. Zu ihnen gehören hauptsächlich die Omega-6-Fettsäuren, Vertreter der Linolsäurengruppe, die in Pflanzenölen und tierischen Fetten vorkommen, sowie Vertreter der Linolsäuregruppe, die Omega- 3-Fettsäuren, die in Fischölen und manchen Pflanzenölen (Leinsamen-, Raps- und Sojaöl) enthalten sind.

Cis- und trans-Fettsäuren

Die ungesättigten Fettsäuren, die für den Körper essenziell sind, kommen in den Nahrungsfetten in der Regel in einer bestimmten chemischen Form vor, nämlich als „cis-Fettsäuren". Eine Ausnahme macht das Fett aus der Milch von Wiederkäuern, wie die Kuhmilch, in dem Fettsäuren in kleinen Mengen als so genannte „trans-Fettsäuren" enthalten sind. Trans-Fettsäuren kommen aber auch in gehärteten und stark erhitzten Fetten vor. Es wird vermutet, dass solche trans-Fettsäuren den Cholesterinspiegel anschnellen lassen und zum Risiko einer Gefäßschädigung beitragen. Daher sollten möglichst wenig trans-Fettsäuren mit der Nahrung aufgenommen werden. Mittlerweile gibt es moderne Methoden bei der Speiseöl- und Margareineherstellung, bei der der Anteil an trans-Fettsäuren keine Rolle mehr spielt.

Mit einer gemischten Kost werden etwa 3–5 g trans-Fettsäuren pro Tag aufgenommen: das ist eine unbedenkliche Menge.

Wenig gesättigte – mehr ungesättigte Fettsäuren

Als P/S-Quotient wird das Verhältnis der mehrfach ungesättigten Fettsäuren zu den gesättigten Fettsäuren bezeichnet. Er dient zur Beurteilung eines Nahrungsfettes. Es gilt beim Erwachsenen als erwiesen, dass die Zufuhr großer Mengen gesättigter Fettsäuren ein hohes Risiko für die Entstehung von Herz- und Gefäßkrankheiten darstellt.

Optimal ist eine Fettsäurenzusammensetzung, die in etwa zu je einem Drittel aus gesättigten, einfach ungesättigten und mehrfach ungesättigten Fettsäuren besteht. Insgesamt sollten die Fette ca. 30 % der Gesamtenergiezufuhr über die Nahrung ausmachen.

Eiweiß

Zu viel Fleisch (tierisches Eiweiß) ist ungesund, zu wenig hingegen bewirkt eine Unterversorgung an essenziellen Nährstoffen. Die Qualität bestimmt die biologische Wertigkeit.

Unsere kräftigsten Eiweißquellen in den Kühlregalen:
Fleisch, Fisch, Würste, Käse, Eier
Milch und Milchprodukte
Sojaprodukte
Getreide und Getreideprodukte

Was wir im Allgemeinen als „Eiweiß" bezeichnen, nennen die Wissenschaftler „Protein" (vom griechischen „proton" = das Erste, Wichtigste). Diese Bezeichnung ist auch zutreffender, um eine Verwechslung mit dem Weißen des Hühnereis, dem Eiklar, zu vermeiden.

Eiweiß enthält außer den drei Arten von Elementen, aus denen sich Fette und Kohlenhydrate aufbauen (C, O, H), noch ein viertes Element, den Stickstoff (N). Dieser spielt im Organismus eine wichtige Rolle, weil er zum Aufbau vielfältiger Verbindungen benötigt wird, zum Beispiel als Bestandteil des Harns.

Lebenswichtig ist nicht das Protein selbst, sondern seine Bausteine, die Aminosäuren. Die Menge und Art der Aminosäuren, aus der sich ein Eiweiß zusammensetzt, ist von Protein zu Protein unterschiedlich. Beide bestimmen aber ganz maßgeblich, welchen Wert ein bestimmtes Protein in der Ernährung hat. Generell ist tierisches Eiweiß wertvoller – man sagt auch: biologisch hochwertiger – als pflanzliches Eiweiß. Das liegt daran, dass das Protein aus tierischen Eiweißquellen wie Fleisch, Fisch, Ei oder Milchprodukten dem körpereigenen Eiweiß von seiner Aminosäurenzusammensetzung her ähnlicher ist als pflanzliches Eiweiß. Dennoch lässt sich auch aus pflanzlichen Nahrungsmitteln, also mit einer überwiegend vegetarischen Kost, durch sinnvolle Kombination verschiedener Eiweißquellen eine im Eiweißgehalt vollwertige Kost zusammenstellen.

Gute Kombination unterschiedlicher Eiweißquellen:
2/3 Kartoffeln und 1/3 Ei
3/4 Milch und 1/4 Weizenmehl
1/2 Milch und 1/2 Kartoffeln
2/3 Bohnen und 1/3 Ei
1/2 Bohnen und 1/2 Mais

Eine ungenügende Proteinzufuhr führt zu Störungen der körperlichen und geistigen Entwicklung. Leistungsfähigkeit und Leistungsbereitschaft lassen nach, die Widerstandskraft gegenüber Infektionskrankheiten sinkt. Deshalb ist auf eine genügend hohe Zufuhr qualitativ hochwertiger Proteine zu achten. Andererseits ist bei der heutigen Ernährung in den westlichen Industrieländern – wie Untersuchungen gezeigt haben – die Eiweißzufuhr eher zu reichlich als zu knapp, sodass ein Eiweißmangel heute, mit Ausnahme von speziellen Stoffwechselerkrankungen, eigentlich nicht vorkommt.

Eine ständig überhöhte Eiweißzufuhr dagegen kann den Stoffwechsel und die Niere über die Maßen belasten und – langfristig – zu Erkrankungen führen. Nach den bislang gültigen, ernährungswissenschaftlichen Empfehlungen sollten nur 12–15 Prozent der täglichen Energiezufuhr in Form von Eiweiß erfolgen.

Wie werden Kohlenhydrate, Eiweiße und Fette am günstigsten miteinander kombiniert?

Die Ernährung ist dann richtig und ausgewogen, wenn sie den Energiebedarf des Menschen deckt – nach Paracelsus:

„Die Menge macht's, ob's ein Gift ist oder nicht"! Sie soll alle wichtigen Nährstoffe in optimaler Menge und in einem ausgewogenen Verhältnis enthalten und so weit wie möglich schadstofffrei sein. Achten Sie daher möglichst auf biologische Qualität!

Die schnelle Kombination, die Erleichterung schafft

Versuchen Sie es einmal so: Die Auswahl der Lebensmittel bleibt gleich, es ändert sich nur die Zusammenstellung der einzelnen Lebensmittel. Fühlen Sie sich dabei wohl, dann bleiben Sie einfach bei der Mischkost.

Haben Sie aber Probleme mit Ihrer Verdauung oder Ihrem Gewicht, dann empfehle ich Ihnen eine unkomplizierte Trennkost.

Sie müssen sich dabei nur merken: Wenn Sie Fleisch oder Fisch (tierisches Eiweiß) essen, dann geben Sie als Beilage nur Gemüse (leichteste Form der Kohlenhydrate) dazu und lassen Kartoffeln, Nudeln, Reis, Knödel und Brot (das sind Kohlenhydrat-Hauptlieferanten) weg. Wenn Sie fleischlos (ohne tierisches Eiweiß) essen, dann kommen Sie automatisch zu einer Trennkost.

Eine hundertprozentige Trennkost gibt es natürlich nicht (auch Gemüse beinhaltet etwas Eiweiß und Kohlenhydrate). Sein Sie daher großzügig, wenn Sie zu Spaghetti etwas Parmesan geben möchten und reduzieren Sie (bei Spaghetti Bolognese) die Fleischsoße auf ein Minimum – obwohl ein Gemüsesugo hier besser wäre! Sie erreichen damit eine enorme Verdauungserleichterung, was vor allem dann wichtig ist, wenn Sie müde von der Arbeit kommen oder sich nicht wohl fühlen. Eine Mischkost würde Sie in dieser Situation noch müder machen. Eine großzügig angelegte Trennkost hilft Ihnen dabei, „Verdauungskraft" einzusparen, wodurch Ihnen nach dem Essen mehr Energie zur Verfügung steht – vorausgesetzt, Sie essen nicht mehr als nötig und üben sich im langsamen Essen (Esskultur)!

Was sind Mineralstoffe?

Dazu zählen die anorganischen Bestandteile der Nahrung, die im Stoffwechsel und für das Wachstum viele Aufgaben erfüllen. Mineralstoffe sind für den Organismus essenziell, er kann sie nicht selbst bilden, sondern muss sie mit der Nahrung aufnehmen.

Bei den Mineralstoffen unterscheiden wir je nach der Menge, in der sie im Körper vorkommen, zwischen so genannten Mengenelementen (mehr als 50 mg pro kg Körpergewicht = 0,005 Prozent) und Spurenelementen (weniger als 50 mg pro kg Körpergewicht).

Was sind Mengenelemente?

Zu den Mengenelementen zählen Natrium, Kalium, Calcium, Phosphor und Magnesium. Die einzige Ausnahme bei dieser Einteilung bildet das Eisen, weil es zwar zu den Spurenelementen zählt, jedoch in größeren Mengen im Körper enthalten ist.

Ein anderes Unterscheidungsmerkmal ist die vom Körper von den jeweiligen Elementen benötigte Menge. Der Bedarf an den Mengenelementen liegt in der Größenordnung von Gramm, während der Bedarf an den Spurenelementen sich im Bereich von Milli- oder Mikrogramm bewegt.

Natrium und *Kalium* regulieren im Körper den Wasserhaushalt und die Muskeltätigkeit und sind an vielen Stoffwechselvorgängen beteiligt.

Calcium und *Phosphor* sind wichtig für Aufbau und Erhaltung von Knochen und Zähnen. Calcium wird zudem für die Blutgerinnung und die Muskelkontraktion benötigt. Die Bestimmung des Bedarfs ist schwierig.

Obwohl sich der gesunde Organismus an eine niedrige Calciumzufuhr anzupassen vermag (der Mindestbedarf liegt bei 500 mg), sollten Erwachsene idealerweise mehr als 800 mg

Calcium pro Tag aufnehmen, um beispielsweise einer Knochenerweichung (Osteoporose) in höherem Alter vorzubeugen.

Die Zufuhr an *Phosphor* dagegen liegt bei der hierzulande üblichen Ernährung weit oberhalb des eigentlichen Bedarfs. Die beste Verwertung von Calcium ist bei einem Calcium-Phosphor-Verhältnis von 1:1,2 gegeben.

Magnesium ist ebenfalls am Aufbau von Knochen und Zähnen beteiligt. Außerdem wird es für die Muskelarbeit und den Wasserhaushalt zahlreicher Enzyme benötigt. Eine unzureichende Magnesiumzufuhr führt daher relativ rasch zu Stoffwechselstörungen. Der Magnesiumbedarf von 300–400 mg pro Tag wird aber durch die übliche Ernährung annähernd gedeckt.

Was sind Spurenelemente?

Zu den Spurenelementen, die für unseren Körper essenziell sind, zählen Eisen, Zink, Mangan, Kupfer, Selen, Chrom, Molybdän, Kobalt, Jod und Fluor. Sie sind Bestandteile von Enzymen oder anderen Wirkstoffen im Körper und haben als solche wichtige Funktionen in verschiedenen Bereichen des Stoffwechsels. Für sie alle gilt, dass eine Unterversorgung beim Menschen zu vielfältigen – nicht immer klar zu diagnostizierenden – Mangelsymptomen führt. Es wird angenommen, dass bei den meisten Spurenelementen wahrscheinlich eine ausreichende Zufuhr gewährleistet ist, zumindest dann, wenn die Ernährung abwechslungsreich ist und keine speziellen Erkrankungen vorliegen.

Bei den drei Spurenelementen Eisen, Jod und Fluor ist die Zufuhr bei bestimmten Bevölkerungsgruppen oder in manchen Regionen oft unzureichend. Das kann bei den Betroffenen die Gesundheit beeinträchtigen. Bei Eisen geht es um die Blutbildung und den Sauerstofftransport im Blut. Bei Jod geht es um die Funktion der Schilddrüse und bei Fluor um die Widerstandskraft gegenüber Karies.

Eisenmangel betrifft die meisten Frauen im gebärfähigen Alter – und zwar deshalb, weil sie über die monatliche Regelblutung regelmäßig Blut und damit auch Eisen (als Bestandteil der roten Blutkörperchen) verlieren.

Die Fluorzufuhr ist vor allem dort unzureichend, wo das Trinkwasser fluorarm ist, was in weiten Teilen bekannt ist.

Jodmangel ist ausgesprochen weit verbreitet. Eine Ausnahme bilden nur die Küstenregionen, in denen traditionell viel Seefisch gegessen wird. Denn Jod ist ursprünglich im Meerwasser gelöst und findet sich unter den Nahrungsmitteln eigentlich nur im Seefisch in nennenswerten Mengen. Eine zweite wichtige Jodquelle ist heute jodiertes Speisesalz oder Meersalz. Durch die Verwendung von jodiertem Salz in Speisen konnte mittlerweile der Jodmangel wirksam eingedämmt werden.

Für den Gehalt an Mangan, Kupfer, Zink, Chrom, Selen und Jod liegen weit weniger Analysewerte vor.

Vitamine

Vitamine sind für den Organismus essenzielle Nährstoffe. Bis auf wenige Ausnahmen kann er sie nicht selbst bilden. Die Vitamine werden für eine Vielzahl von Stoffwechselprozessen benötigt, vor allem als Katalysatoren, die bestimmte Reaktionen im Körper ermöglichen. Grundsätzlich unterscheiden wir bei den Vitaminen zwischen den fettlöslichen Vitaminen (A, D, E, K) und den wasserlöslichen Vitaminen (B-Vitamine, Niacin, Folsäure, Pantothensäure, Biotin, Vitamin C).

Die fettlöslichen Vitamine können im Körper gespeichert werden. Nach einer regelmäßigen ausreichenden Zufuhr kann der Körper deshalb einige Zeit auch mit einer geringeren Aufnahme auskommen, weil er von seinen Vorräten zehrt. Die meisten wasserlöslichen Vitamine kann unser Organismus nur wenige Tage entbehren; sie müssen regelmäßig zugeführt werden.

Vitamin D zählt zu den fettlöslichen Vitaminen und zu den wenigen Ausnahmen, in denen der Körper von einer externen Zufuhr relativ unabhängig ist. Denn bei diesem Vitamin wird die Vorstufe in unserem Organismus gebildet und dann durch ultraviolettes Licht (Sonneneinstrahlung) in die aktive, vitaminwirksame Form überführt. Wer also seinen Körper genügend dem Sonnen- bzw. Tageslicht aussetzt, ist nicht unbedingt auf die Zufuhr von Vitamin D angewiesen.

Vitamin D ist notwendig für den Knochenstoffwechsel. Nur wenn wir ausreichend Vitamin D zuführen, wird genügend Calcium in die Knochen eingebaut. Deshalb führt ein Mangel an Vitamin D bei Kindern zu Rachitis, bei Erwachsenen zur Osteomalazie (Knochenerweichung).

Vitamin A nennt man wissenschaftlich Retinol. Es kommt nur in Lebensmitteln tierischer Herkunft vor. In pflanzlichen Lebensmitteln findet sich die Vorstufe von Vitamin A, das Beta-Carotin und andere Carotine. Diese können im Körper in die vitaminwirksame Form umgewandelt werden. Beta-Carotin liefert nur ein Sechstel seines Gewichts und auch bei anderen Karotinen wird nur ein Teil der Wirksamkeit gegenüber dem eigentlichen Vitamin erreicht. Der Gehalt an Vitamin A und Karotinen in Lebensmitteln wird daher in Retinol-Äquivalenten angegeben.

Diese Angabe berücksichtigt die unterschiedlichen Vitamin-A-Wirksamkeiten. Eine unzureichende Zufuhr von Vitamin A führt zu Funktionsstörungen von Haut und Schleimhäuten. Ein erstes Symptom ist eine Funktionsstörung der Netzhaut mit einer verringerten Fähigkeit, Hell-Dunkel-Kontraste wahrzunehmen. Das Dämmerungssehen ist herabgesetzt, und es kommt zur Nachtblindheit. Bei einem sehr ausgeprägten Mangel, der primär in Entwicklungsländern zu beobachten ist, kann es zu Hornhautaustrocknungen und Erblindung kommen.

Neuere Studien haben gezeigt, dass die Carotine und Carotinoide beim Menschen nicht nur als Vorstufe von Vitamin A eine Bedeutung haben, sondern auch eine gewisse Schutzfunktion gegenüber freien Radikalen im Körper ausüben. Solche freie Radikale können durch spontane Reaktionen im Körper oder durch die Einwirkung von schädlichen Umwelteinflüssen entstehen und bestimmte Verbindungen zu aggressiven und schädlichen, eventuell sogar Krebs erregenden Substanzen werden.

Den Carotinen und Carotinoiden wird deshalb auch ein gewisser Schutz vor Krebsarten – wie Lungen-, Speiseröhrenoder Magenkrebs – zugeschrieben. Als wirksam werden 2–4 mg Beta-Karotin pro Tag angesehen. Eine gemischte Kost mit reduzierter Fettaufnahme, viel Gemüse, Obst und Getreideprodukten bietet die Möglichkeit, ausreichend Carotine aufzunehmen und eventuellen Krebserkrankungen vorzubeugen.

Es gibt allerdings keinen Grund für gesunde Menschen, zusätzlich Präparate mit großen Beta-Carotin-Mengen einzu-

---

Ist Vitamin A in zu hoher Dosierung ein Risiko?

Da Vitamin A fettlöslich ist, werden überhöhte Mengen im Körper gespeichert. Eine zu hohe Vitamin-A-Zufuhr kann zu gravierenden Folgen wie Knochenveränderungen oder Entzündungen und Blutungen in verschiedenen Geweben führen. Wird in der Schwangerschaft zuviel Vitamin A zugeführt, können Missbildungen beim Embryo auftreten. Deshalb sollen Vitamin-A-haltige Präparate nur auf Anweisung des Arztes eingenommen werden. Über die Nahrung hingegen ist eine überhöhte Aufnahme nicht zu befürchten, außer es werden häufig Innereien (wie Leber) gegessen. Denn die Leber ist eines der wichtigsten Speicherorgane im Körper für Vitamin A. In der Schwangerschaft sollte deshalb – wegen des Risikos für den heranwachsenden Embryo – Leber nicht öfter als einmal im Monat gegessen werden.

nehmen. Es besteht jedoch keine akute Vergiftungsgefahr, wenn der Körper mehr als die Richtmengen an Beta-Carotin verarbeiten muss.

Vitamin E ist Bestandteil der Zellmembranen. Als Antioxidans kommt ihm eine wichtige Schutzfunktion gegenüber dem Angriff freier Radikale und somit bei der Vorbeugung von Krebs und Arteriosklerose zu.

Über den Vitamin-E-Bedarf des Menschen und eventuelle Schädigungen durch eine zu hohe Zufuhr diese Vitamins weiß man noch nicht genug. Fest steht aber, dass der Bedarf an Vitamin E in engem Zusammenhang mit der Aufnahme an mehrfach ungesättigten Fettsäuren steht. Wird ihre Zufuhr erhöht, steigt auch der Vitamin-E-Bedarf. Neuere Beobachtungen sprechen aber auch dafür, dass es zu einer Überdosierung kommen kann, wenn extrem hohe Mengen Vitamin E – zum Beispiel über hoch dosierte Präparate – zugeführt werden.

Vitamin K ist vor allem für die Blutgerinnung wichtig. Allerdings ist es kein echter „essenzieller" Nährstoff. Denn in gewisser Menge wird Vitamin K von den Darmbakterien des (gesunden) Menschen gebildet. Nicht ganz klar ist, inwieweit dieses im Körper gebildete (synthetisierte) Vitamin vom Organismus ausgenutzt werden kann. Das Vitamin K wird von der Darmflora in den unteren Darmabschnitten gebildet, wo an sich keine nennenswerte Aufnahme (Resorption) von fettlöslichen Vitaminen mehr stattfindet.

Daher ist eine Zufuhr mit der Nahrung in bestimmten Grenzen unerlässlich. Andererseits sind bei gesunden Menschen keine ernährungsbedingten Symptome eines Vitamin-K-Mangels bekannt – auch nicht bei einer vegetarischen Ernährung. Es ist anzunehmen, dass die Eigensynthese im Darm doch einen nennenswerten Beitrag für die Bedarfsdeckung an diesem Vitamin leistet.

Vitamine der B-Gruppe ist die Sammelbezeichnung für Verbindungen mit zentralen, aber zum Teil sehr unterschied-

Neue Werte für Vitamin K

Da die Analysemethoden hinsichtlich der Bestimmung der Vitamin-K-Gehalte in Lebensmitteln in den letzten Jahren verbessert wurden, gibt es seit einiger Zeit neue Werte. Diese sind zwar nicht ganz so umfassend, sie erstrecken sich auf weniger Nahrungsmittel als die früheren Werte. Da aber andererseits mit einer gewissen Eigensynthese von Vitamin K im Körper zu rechnen ist, stellen „Lücken" in der Kenntnis um den Vitamin-K-Gehalt der Nahrung kein Risiko dar.

Bei einer mangelhaften Bildung von Gerinnungsfaktoren, also bei einer Blutungsneigung, wird eine besonders Vitamin-K-reiche Ernährung empfohlen. Andererseits sollten sich Menschen, die mit gerinnungshemmenden Medikamenten (Antikoagulantien) behandelt werden, eher Vitamin-K-arm ernähren. So war wenigstens bis vor kurzem die offizielle wissenschaftliche Empfehlung. Heute kommt es weniger auf eine Vitamin-K-arme Ernährung an, sondern darauf, die Vitamin-K-Zufuhr während der Dauer der Medikamentenbehandlung konstant zu halten, weil häufige Schwankungen der Vitamin-K-Aufnahme die Behandlung ungünstig beeinflussen.

lichen Wirkungen im Stoffwechsel. Zu den Vitaminen der B-Gruppe zählen B1 (Thiamin), B2 (Riboflavin), B6 (Pyridoxin), B12 (Cobalamin) sowie die Vitamine Niacin, Folsäure, Pantothensäure, Biotin und die Verbindungen Cholin, Inosit und p-Aminobenzoesäure.

Die Vitamine der B-Gruppe üben im Körper überwiegend die Funktion von Katalysatoren aus; sie unterstützen also bestimmte Prozesse im Stoffwechsel. Eine wichtige Vitamin-B-Quelle sind die Randschichten von Getreidekörnern. Vollkornmehle und Vollkornprodukte sind daher besonders reich an diesen Vitaminen. Bei hellen Mehlen, bei denen der Schalenanteil überwiegend entfernt ist, ist der Vitamin-B-Anteil hingegen relativ gering. Die Vitamine der B-Gruppe kommen auch in anderen Lebensmitteln vor. Milchprodukte sind eine gute Quelle für B2 und B12.

Auch bei den Vitaminen der B-Gruppe ist die Lebensmittelanalytik noch weit davon entfernt, exakte Gehaltsangaben machen zu können.

Die Vitamine der B-Gruppe kommen in tierischen und pflanzlichen Lebensmitteln vor. Eine Ausnahme macht das Vitamin B12, das ausschließlich von Mikroorganismen gebildet werden kann, und das deshalb nur in tierischen Nahrungsmitteln enthalten ist. Ausnahmen sind fermentierte Nahrungsmittel wie beispielsweise Sauerkraut. Vitamin B12 kommt in pflanzlichen Lebensmitteln nur vor, wenn diese einer mikrobiellen Fermentation unterzogen wurden. Für strenge Vegetarier sind solche fermentierten Produkte die einzigen Quellen für Vitamin B12.

Eine unzureichende Zufuhr von Vitaminen der B-Gruppe ist in manchen Bevölkerungsgruppen keine Seltenheit. Das liegt daran, dass etliche dieser Vitamine nur kurzfristig gespeichert werden können und viele Vitamine der B-Gruppe empfindlich sind, also bei einer längeren Lagerung des Nahrungsmittels oder bei der Verarbeitung zum Teil verloren gehen. Bei einer unausgewogenen einseitigen Ernährung muss mit einer mangelhaften Vitamin-B-Zufuhr gerechnet werden.

Bedeutung der B-Vitamine

Die Vitamine der B-Gruppe wirken im Körper überwiegend auf die Funktion der Nerven, auf die Haut und die Schleimhäute. Bei einer Unterversorgung an Vitamin B1 stehen Störungen der Nervenfunktion, bei einem Mangel an Vitamin B2 Schleimhautveränderungen im Vordergrund. Ein Mangel an Niacin und B6 stört die Nährstoffverwertung von Eiweiß, Fett und Kohlenhydraten, bewirkt aber auch Hautveränderungen. Bei Folsäuremangel können neben Anämie (Blutarmut) auch Schleimhautveränderungen in der Mundhöhle sowie Störungen im Magen-Darm-Bereich auftreten.

Besondere Bedeutung hat die Folsäure in der Schwangerschaft, da sie eine zentrale Rolle in der Zellteilung und Zelldifferenzierung des Fötus spielt. Oft liegt keine optimale Versorgung der Schwangeren mit diesem für den Embryo so wichtigen Vitamin vor.

Der Mangel an Vitamin B12 schädigt die Blutzellen (megaloblastische Anämie) und – je nach Stärke des Mangels – die Darmschleimhaut. Ein Vitamin-B12-Mangel kann auch die Ursache für einen Folsäure-Mangel sein. Der sehr selten zu beobachtende Mangel an Biotin äußert sich in schuppigen Hautveränderungen an Händen, Armen und Beinen. Um eine Unterversorgung mit B-Vitaminen zu vermeiden, ist eine ausgewogene und abwechslungsreiche Mischkost, die Vollkorngetreide, frisches Gemüse, mageres Fleisch und auch Fisch einschließt, besonders wichtig.

Vitamin C gehört zu den Vitaminen, die als eines der Ersten erforscht wurden. Dementsprechend früh wurde die Auswirkung eines Vitamin-C-Mangels, des „Skorbut", der sich durch Zahnfleisch- und Magen-Darm-Blutungen sowie Appetitlosigkeit äußert, untersucht.

Vitamin C schützt den Körper – ähnlich wie Vitamin E und Beta-Carotin – vor unkontrollierter Radikalbildung und damit vor Zellschädigung. Sicher ist, dass ein Vitamin-C-Mangel die Leistungsfähigkeit vermindert und die Widerstandsfähigkeit gegen Krankheiten beeinträchtigt.

Bei einer gemischten Kost mit viel frischem Obst und Gemüse erübrigt sich im Allgemeinen die Einnahme hoch dosierter Vitamin-C-Präparate. Ständig überhöhte Dosen können den Bedarf steigern. Sie verbessern zwar die Verwertung (Bioverfügbarkeit) von Eisen und Folsäure im Körper, steigern andererseits aber den Bedarf des Körpers an Kupfer und Selen.

Vitamin C kommt in der Nahrung in zwei verschiedenen Formen vor: als Ascorbinsäure und als Dehydroascorbinsäure. Da beide Substanzen Vitamin-C-Wirksamkeit haben, sind sie meist als Gesamtascorbinsäure angeführt.

Ballaststoffe

Der Begriff umfasst eine Gruppe von Nahrungsbestandteilen, die man früher für „unnötigen Ballast" hielt, weil sie der Körper mit körpereigenen Enzymen nicht aufschließen kann. Sie können von Darmbakterien teilweise gespalten werden und werden so zu einem kleinen Teil für den Körper verwertbar. Zu den Ballaststoffen zählen Pflanzenfasern wie Zellulose, Pektin sowie der Holzbestandteil Lignin.

> **Wichtig für die Verdauung**
>
> Der Verzehr von Ballaststoffen verbessert und reguliert die Verdauung und beugt chronischer Darmträgheit vor. Neuerdings schreibt man den Ballaststoffen noch größere Bedeutung zu. So sollen sie zur Verhütung einer Reihe chronischer Darmkrankheiten bis hin zum Dickdarmkrebs dienen. Auch eine Senkung der Cholesterinwerte geht über die Ballaststoffe.
>
> Auch wenn diese Erkenntnisse noch nicht völlig gesichert sind und verschiedene Wirkungsmechanismen diskutiert werden, sollte die tägliche Kost ballaststoffreicher als bisher sein. Die Deutsche Gesellschaft für Ernährung empfiehlt mindestens 30 g Ballaststoffe pro Tag. Sehr gute Quellen sind alle Vollkornbrote, Getreide sowie bestimmte Gemüse- und Obstarten.

Vor einigen Jahren verstand man unter Ballaststoffen die Bestandteile der Nahrung, die mithilfe von Wasser, Alkohol, Äther, verdünnter Schwefelsäure oder Natronlauge in Lösung gingen (Rohfaser). Heute rechnet man auch andere unverdauliche Stoffe dazu, für deren Bestimmung beispielsweise enzymatische Methoden entwickelt wurden. Die so ermittelten Werte liegen im Allgemeinen viel höher (Faktor 3–4) als die früher als Rohfaser erfassten und ermittelten Bestandteile.

Sekundäre Pflanzeninhaltsstoffe

Diese bisher wenig beachteten Pflanzeninhaltsstoffe erzielen eine vielfältige gesundheitsfördernde Wirkung. Bekannt sind sie vor allem als Farb- und Aromastoffe, wie die Carotinoide und Flavonoide. Auch zum Schutz vor natürlichen Feinden bilden Pflanzen jene Stoffe, die alle unter dem Begriff sekundäre Pflanzenstoffe oder bioaktive Substanzen zusammengefasst werden. Im Unterschied zu den Vitaminen und Mineralstoffen zählen diese über 10.000 Substanzen nicht zu den essenziellen Nährstoffen, da keine Mangelerscheinungen auftreten, wenn sie in der Nahrung fehlen.

Bioaktive Substanzen

Aufgrund der vielfältigen Wirkungen bioaktiver Substanzen und auch Nährstoffen sollte die Physiologie der Ernährung durch eine Pharmakologie der Ernährung ergänzt werden.

Die sekundären Pflanzeninhaltsstoffe sind es, die im Gegensatz zu den primären Pflanzeninhaltsstoffen nur in geringen Mengen vorkommen und pharmakologische Wirkung ausüben. So wurden im Weißkohl bisher 49 verschiedene sekundäre Pflanzenstoffe und deren Metaboliten identifiziert.

Functional-Food-Nutraceuticals

Unter dem Begriff Functional Food wurden zunächst in Japan Lebensmittel lizenziert und verkauft, die aufgrund ihrer Zusammensetzung besonders geeignet sind, die Gesundheit der Menschen zu fördern. Sie haben Bedeutung im Hinblick auf die Prävention von Krankheiten und sollen die Gesundheit erhalten und verbessern. Sie können sowohl Lebensmittel des allgemeinen Verzehrs als auch diätetische Lebensmittel sein.

Sekundäre Pflanzenstoffe tragen dazu bei, das Krankheitsrisiko beispielsweise für Krebs oder Herz-Kreislauferkrankungen zu senken. Zur Gruppe der krebsschützenden Inhaltsstoffe zählen unter anderem die Glucosinolate (wie Suforaphan in Broccoli) oder die Monoterpene (wie in Limonen).

Die Carotinoide (Lycopin in Tomaten) und die Phenolsäure (Quercetin in Traubensaft und Rotwein) schützen die Zellen vor Schäden, die freie Radikale auslösen können. Darüber hinaus scheinen die sekundären Pflanzenstoffe auch günstig auf das Immunsystem, den Cholesterin- und Blutzuckerspiegel, den Blutdruck sowie bei Entzündungen zu wirken. Allerdings ist nicht die Einnahme dieser Stoffe als Präparat, sondern die Aufnahme über Obst, Gemüse, Hülsenfrüchte und Getreide zu empfehlen.

Vorsicht bei Light-Produkten

Derzeit gibt es noch keine gesetzliche Regelung, daher kann der Hinweis „light" oder „leicht" unterschiedliche Bedeutung haben.

Ein Light-Produkt kann leicht bekömmlich, besonders kalorienarm oder kalorienreduziert sein, weniger Alkohol, Kohlensäure oder Koffein enthalten.

Am häufigsten werden Energieträger wie Fett, Zucker oder Alkohol durch Stoffe mit weniger Kalorien bei gleichem Sättigungseffekt ersetzt. Der Austausch natürlicher Fette durch energieärmere Stoffe hat vor allem in den USA zugenommen. Zu den „Pseudofetten" gehören Stoffe wie Olestra (Saccharosepolyester) oder Simplesse (mikropartikuläre Proteinmischung). Diese Substanzen sind in Deutschland teilweise noch verboten, einige dürften aber rechtlich als Lebensmittel einzustufen sein und an Bedeutung bei der Herstellung von Light-Produkten gewinnen.

Problem Lebensmittelzusätze

Früher durften Lebensmitteln zum Zwecke der Haltbarmachung, der Färbung oder aus anderen Gründen bestimmte Substanzen zugesetzt werden, ohne dass besonders nachgeprüft wurde, ob diese gesundheitsschädlich wirken. Dies hat sich Gott sei Dank grundlegend geändert. Heute dürfen nach dem Lebensmittelgesetz, das zu den strengsten in allen Industrieländern zählt, nur noch Substanzen verwendet werden, deren gesundheitliche Unbedenklichkeit nachgewiesen ist. Dies bedeutet beispielsweise bei Konservierungsstoffen, dass insgesamt nur noch Sorbinsäure, Benzoesäure und deren Derivate, PHB-Ester und Propionsäure zugesetzt werden dürfen – und zwar innerhalb bestimmter Höchstwerte und auch nur bei den im Gesetz besonders aufgeführten Lebensmitteln. Zudem ist eine ganz genaue Kenntlichmachung vorgeschrieben, also eine Angabe der Bezeichnung oder E-Nummer der verwendeten Substanz.

Die Gefahr, die von etwaigen Schadstoffen in Lebensmitteln ausgeht, hat eine untergeordnete Bedeutung im Vergleich zu dem Risiko, das die weit verbreitete Fehlernährung darstellt. Zu viel Energie, zu viel Fett, zu viel Alkohol ist eine größere Gefahr für so genannte Zivilisationskrankheiten wie Herz- und Kreislauferkrankungen. Eine vollwertige, ausgewogene Ernährung mit vielen Vitaminen und Mineralstoffen und einem höheren Ballaststoffanteil ist die beste Garantie dafür, das Stoffwechselgleichgewicht zu bewahren und lange gesund und leistungsfähig zu bleiben.

Umweltbelastung und Ernährung

Die hoch technisierte Zeit bringt zwar manche Erleichterungen, aber auch sehr viele Gefahren durch die Umwelt. So ist die Nahrung nicht nur wichtiger Nährstofflieferant, sondern kann auch Quelle von Schadstoffen sein, die über Luft, Wasser und Boden in die pflanzlichen Lebensmittel und über das Futter in tierische Nahrungsmittel gelangen. Die Nahrung kann auch Lebensmittelzusatzstoffe enthalten, die zum Beispiel zur Verlängerung der Haltbarkeit, für einen bestimmten Geschmack, eine spezielle Struktur und Beschaffenheit notwendig sind.

Umweltschadstoffe

Immer wieder werden Proben gezogen, um den Schadstoffgehalt in Lebensmitteln zu untersuchen. Und hin und wieder werden darin auch Reste von Schädlingsbekämpfungsmitteln – welche die Grenze der gesundheitlichen Unbedenklichkeit übersteigen – nachgewiesen.

Auf der anderen Seite ist die Anwendung von Schädlingsbekämpfungsmitteln – glaubt man der konventionellen Landwirtschaft – zur Sicherung der Ernte unumgänglich. In diesem Fall ist das Eindringen schädlicher Substanzen in Lebensmitteln nicht immer zu umgehen. Hier ist es die Aufgabe der Lebensmittelüberwachung und der Erzeuger, zu verhüten, dass solche Nahrungsmittel in den Handel gelangen. Die beste Gewähr bietet hier der Biobauer oder Biogärtner, der auf Spritzmittel jeder Art verzichtet.

Nitrat wird zu Nitrit

Immer wieder wird argumentiert, dass eine hohe Nitratbelastung zur Gefährdung der Menschen führt. Werden nämlich in bestimmten Gebieten große Mengen an stickstoffhaltigen Kunst- und Naturdüngern verwendet, kann der Nitratgehalt im Grund- und Oberflächenwasser sowie im Trinkwasser erhöht sein.

Daher wurde in Deutschland für Trinkwasser ein Grenzwert von 50 mg Nitrat pro Liter festgelegt.

Nitrat stellt für Pflanzen eine wichtige Stickstoff- und damit Nährstoffquelle dar. Es ist deshalb in allen Pflanzenteilen zu finden. Manche Pflanzen können Nitrat in besonders großer Menge speichern. Dazu gehören Spinat, Kopfsalat, Rote Bete, Rettich und verschiedene Kohlarten.

Nitrat und dessen Abbaustufe, das Nitrit, kommen aber auch in Lebensmitteln vor. Diesen sind Nitrat- und Nitritsalze zum Zwecke der Haltbarmachung und der Farbgebung zugesetzt worden. Dazu gehören Fleischerzeugnisse, wie gepökelte Schinken- und Rohwürste.

Der Gehalt an Nitrat in Trinkwasser und einigen Lebensmitteln und seine Wirkung auf den menschlichen Organismus lösten in den letzten Jahren eine verstärkte wissenschaftliche Diskussion aus. Im Vordergrund stehen dabei die Abbauprodukte des Nitrats, von denen eine Gesundheitsgefährdung ausgehen kann. Nitrat wird im Körper nämlich in Nitrit umgewandelt, das unter anderem blutdrucksenkend und gefäßerweiternd wirkt und den Sauerstofftransport im Blut hemmt. Bei Säuglingen kann eine übermäßige Zufuhr von Nitrat sogar lebensgefährlich werden. Nitrit kann im Körper aber auch weiter zu Nitrosaminen umgewandelt werden, die möglicherweise Krebs erregend sind.

Roh oder gekocht?

Man liest immer wieder, dass Lebensmittel in möglichst natürlicher, unveränderter und unverarbeiteter Form aufgenommen werden sollen. Durch diese Naturbelassenheit würden sie ihren vollen Wert am besten behalten.

Der Mensch hat im Laufe der Geschichte gelernt, aus den von der Natur geschaffenen Produkten diejenigen als Nahrung auszuwählen, die dafür besonders geeignet sind. Viele werden aber erst durch eine bestimmte Behandlung, sei es durch Erhitzen, durch Räuchern, durch Einlegen in Lake, so nahrhaft und verträglich, wie es für den Menschen zweckmäßig ist. Hierfür zwei Beispiele: Rohe Bohnen enthalten toxische Stoffe, die erst durch die mit der Erhitzung verbundenen Zubereitung, also durch das Kochen, entgiftet werden. Rohe Kartoffelstärke wird erst verdaulich, wenn sie durch Erhitzen verquollen ist.

Naturbelassen heißt nicht unbedingt hochwertiger

Bei einem Lebensmittel ist der Begriff „naturbelassen" oder „natürlich" weder eine Garantie für den Nährwert, noch für die Verträglichkeit. Hitzeempfindliche Nährstoffe können durch Maßnahmen der Zubereitung und Konservierung in gewissem Ausmaß zerstört werden. Eine solche Zerstörung tritt aber oft auch dann schon ein, wenn zwischen Ernte und Verzehr eine längere Zeit verstreicht. Eine möglichst schnell nach der Ernte vorgenommene, richtig durchgeführte Haltbarmachung insbesondere durch Gefrieren (Tiefkühlkost) ist zwar auch mit Nährwertverlusten verbunden, diese können jedoch bei schonendem Vorgehen geringer sein als die bei unbehandelten, „frischen" Lebensmitteln auftretenden Lagerungsverluste.

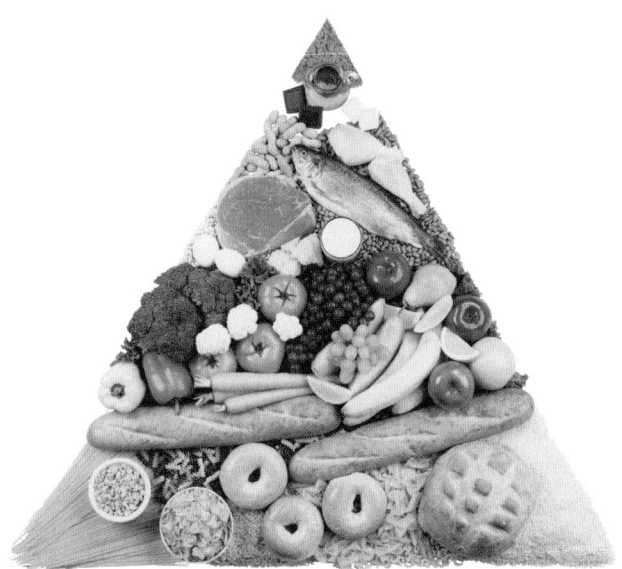

Eine gesunde und vollwertige Ernährung ist nicht nur abhängig von der Menge und Häufigkeit der verzehrten Lebensmittel, sondern auch von der richtigen Auswahl der Produkte.

Praktischer Teil

Die nachfolgende Tabelle erleichtert Ihnen den Einkauf der wichtigsten Lebensmittel und die Zusammensetzung der Mahlzeiten hinsichtlich des Gehaltes an Kohlenhydraten, Proteinen und Fette. Achten Sie beim Einkauf auch auf die Deklaration, lesen Sie, was drinnen steckt und bevorzugen Sie fett- und zuckerarme Produkte und vor allem Vollwertprodukte. Alle Angaben beziehen sich auf 100 Gramm verzehrbaren Anteil.

Gehalt an Kohlenhydraten, Proteinen und Fetten in den wichtigsten Lebensmitteln

* = keine Daten bekannt
+= in Spuren vorhanden

Alle Getreide, Reis, Mehle und sonstige Mahlprodukte

Eiweiß	Fett	Kohlenhydrate	Kalorien	Cholesterin/mg
10–15 g	2–8 g	60–70 g	320–370	0

Stärkemehle/Kartoffel/Reis/Mais/Weizen

Eiweiß	Fett	Kohlenhydrate	Kalorien	Cholesterin/mg
0,5–1 g	0–0,1 g	80–85 g	340–350	0

Backmehle und Teige, Backmischungen nach Anleitung fertig zubereitet

Eiweiß	Fett	Kohlenhydrate	Kalorien	Cholesterin/mg
5–7 g	5–20 g	50–60 g	320–400	25–30

Fertige Backteige und Backwaren

Eiweiß	Fett	Kohlenhydrate	Kalorien	Cholesterin/mg
4–9 g	10–25 g	30–40 g	250–350	*

Brot und Gebäck, Backwaren

Eiweiß	Fett	Kohlenhydrate	Kalorien	Cholesterin/mg
7–10 g	1–4 g	45–65 g	220–320	0

Fein- und Dauerbackwaren

Eiweiß	Fett	Kohlenhydrate	Kalorien	Cholesterin/mg
4–10 g	10–30 g	40–80 g	250–350 g	20–100

Frühstücksflocken

Eiweiß	Fett	Kohlenhydrate	Kalorien	Cholesterin/mg
8–12 g	1–10 g	45–80 g	250–400 g	0

Teigwaren mit und ohne Ei

Eiweiß	Fett	Kohlenhydrate	Kalorien	Cholesterin/mg
13–15 g	1–3 g	70–75 g	340–360	0–80

Frisches Obst

Eiweiß	Fett	Kohlenhydrate	Kalorien	Cholesterin/m
0,5–1 g	0,2–0,5 g	2–20 g	20–50	0

Getrocknetes Obst, Rosinen, Konzentrat, Marmelade, Konfitüre

Eiweiß	Fett	Kohlenhydrate	Kalorien	Cholesterin/m
3–6 g	0,2–0,5 g	50–60 g	250–300	0

Avocado frisch

Eiweiß	Fett	Kohlenhydrate	Kalorien	Cholesterin/m
2 g	24 g	0,5 g	220	0

Kalium/mg	Calcium/mg	Magnesium/mg	Eisen/mg
120–800	10–200	50–300	0,5–9,0
Kalium/mg	Calcium/mg	Magnesium/mg	Eisen/mg
8–16	0–30	2–20	0–2
Kalium/mg	Calcium/mg	Magnesium/mg	Eisen/mg
*	*	*	*
Kalium/mg	Calcium/mg	Magnesium/mg	Eisen/mg
*	*	*	*
Kalium/mg	Calcium/mg	Magnesium/mg	Eisen/mg
100–700	20–250	20–100	1–5
Kalium/mg	Calcium/mg	Magnesium/mg	Eisen/mg
10–140	35–250	0–100	0–4
Kalium/mg	Calcium/mg	Magnesium/mg	Eisen/mg
120–1000	15–80	15–100	2–4
Kalium/mg	Calcium/mg	Magnesium/mg	Eisen/mg
160–200	20–25	40–50	1–4
Kalium/mg	Calcium/mg	Magnesium/mg	Eisen/mg
150–300	5–30	10–30	0–3
Kalium/mg	Calcium/mg	Magnesium/mg	Eisen/mg
80–150	5–240	5–30	0–3
Kalium/mg	Calcium/mg	Magnesium/mg	Eisen/mg
480	10	30	1

Gemüse roh, frisch/Salate

Eiweiß	Fett	Kohlenhydrate	Kalorien	Cholesterin/mg
2–6 g	0,2–0,5 g	3–7 g	20–50 g	0

Hülsenfrüchte frisch · Sojabohne

Eiweiß	Fett	Kohlenhydrate	Kalorien	Cholesterin/mg
20–40 g	2–20 g	35–50 g	240–340	0

Kartoffeln frisch

Eiweiß	Fett	Kohlenhydrate	Kalorien	Cholesterin/mg
2–2,5 g	0,1–0,2 g	15–16 g	70–72 g	0

Pommes frites, Chips

Eiweiß	Fett	Kohlenhydrate	Kalorien	Cholesterin/mg
4–6 g	15–40 g	35–40 g	300–500	0

Pilze frisch

Eiweiß	Fett	Kohlenhydrate	Kalorien	Cholesterin/mg
2–5 g	0,1–0,5 g	0,1–0,5 g	10–20 g	0

Pilze getrocknet

Eiweiß	Fett	Kohlenhydrate	Kalorien	Cholesterin/mg
25–30 g	1–3 g	2–7 g	130–160	0

Frische Kuhmilch/Schafmilch/Ziegenmilch/Stutenmilch

Eiweiß	Fett	Kohlenhydrate	Kalorien	Cholesterin/mg
1,2–5,3 g	3,5–6 g	5–7 g	50–70	0–25

Milchprodukte, Joghurt, Dickmilch

Eiweiß	Fett	Kohlenhydrate	Kalorien	Cholesterin/mg
3,5–8 g	0,5–8 g	4–12 g	35–100	5–30

Sahne, Sauerrahm, Creme fraiche, Schmand

Eiweiß	Fett	Kohlenhydrate	Kalorien	Cholesterin/mg
2–3 g	10–40 g	3–4 g	120–350	40–130

Frischkäse und Speisequark

Eiweiß	Fett	Kohlenhydrate	Kalorien	Cholesterin/mg
10–20 g	3–50 g	1–4 g	90–250	1–140

Hartkäse/Schmelzkäse/Schnittkäse/Weichkäse

Eiweiß	Fett	Kohlenhydrate	Kalorien	Cholesterin/mg
15–30 g	20–40 g	0–6 g	250–450	75–110

Kalium/mg	Calcium/mg	Magnesium/mg	Eisen/mg
150–1000	20–700	10–80	1–4
Kalium/mg	Calcium/mg	Magnesium/mg	Eisen/mg
80–1800	30–250	30–300	1–10
Kalium/mg	Calcium/mg	Magnesium/mg	Eisen/mg
411	6	20	04
Kalium/mg	Calcium/mg	Magnesium/mg	Eisen/mg
950	30	+	2
Kalium/mg	Calcium/mg	Magnesium/mg	Eisen/mg
250–500	2–30	6–20	1–6
Kalium/mg	Calcium/mg	Magnesium/mg	Eisen/mg
2–5000	30–80	15–30	5–8
Kalium/mg	Calcium/mg	Magnesium/mg	Eisen/mg
150–180	120–180	100–115	10–14
Kalium/mg	Calcium/mg	Magnesium/mg	Eisen/mg
150–400	100–300	12–35	0,1–0,3
Kalium/mg	Calcium/mg	Magnesium/mg	Eisen/mg
110–160	70–110	8–12	0–0,1
Kalium/mg	Calcium/mg	Magnesium/mg	Eisen/mg
50–150	80–1500	6–20	0,1–0,5
Kalium/mg	Calcium/mg	Magnesium/mg	Eisen/mg
100–200	300–1200	20–40	0,2–0,7

Seefische frisch

Eiweiß	Fett	Kohlenhydrate	Kalorien	Cholesterin/m
17–22 g	1–15 g	0 g	80–250	30–80

Süßwasserfische – vom Aal bis Zander

Eiweiß	Fett	Kohlenhydrate	Kalorien	Cholesterin/m
15–20 g	1–25 g	0 g	80–280	70–150

Sonstige Meerestiere – Auster/Garnele/Hummer/Krebs/
Languste/Muschel/Tintenfisch

Eiweiß	Fett	Kohlenhydrate	Kalorien	Cholesterin/m
10–20 g	0–1 g	0–5 g	50–90	90–280

Fischdauerwaren – geräuchert/mariniert/in Dosen

Eiweiß	Fett	Kohlenhydrate	Kalorien	Cholesterin/m
20–80 g	2–30 g	0–2 g	120–320	40–200

Geflügel frisch – von Ente bis Puter

Eiweiß	Fett	Kohlenhydrate	Kalorien	Cholesterin/m
16–22 g	4–30 g	0 g	180–350	70–170

Sämtliche Innereien – Leber/Herz/Bries/Hirn/ Nieren

Eiweiß	Fett	Kohlenhydrate	Kalorien	Cholesterin/m
20–25 g	2–5 g	1–2 g	130–150	300–2000

Hammel und Lammfleisch

Eiweiß	Fett	Kohlenhydrate	Kalorien	Cholesterin/m
12–21 g	4–40 g	0	120–400	50–80

Kalbfleisch

Eiweiß	Fett	Kohlenhydrate	Kalorien	Cholesterin/m
20–22 g	1–7 g	0	100–130	70–90

Rindfleisch

Eiweiß	Fett	Kohlenhydrate	Kalorien	Cholesterin/m
16–20 g	2–10 g	0	100–150	60–80

Schweinefleisch

Eiweiß	Fett	Kohlenhydrate	Kalorien	Cholesterin/m
18–22 g	2–22 g	0	110–280	70–100

Wild/Kaninchen/Pferd/Ziege

Eiweiß	Fett	Kohlenhydrate	Kalorien	Cholesterin/m
20–22 g	0,1–1,5 g	0	100–150	70–110

Kalium/mg	Calcium/mg	Magnesium/mg	Eisen/mg
300–450	10–40	20–50	0.5–1
Kalium/mg	Calcium/mg	Magnesium/mg	Eisen/mg
220–420	20–60	20–50	0,5–1
Kalium/mg	Calcium/mg	Magnesium/mg	Eisen/mg
200–800	30–90	20–70	1–6
Kalium/mg	Calcium/mg	Magnesium/mg	Eisen/mg
8–1500	20–350	15–60	0,1–5
Kalium/mg	Calcium/mg	Magnesium/mg	Eisen/mg
270–400	15–25	15–40	1,5–7,5
Kalium/mg	Calcium/mg	Magnesium/mg	Eisen/mg
270–300	5–20	15–25	5–12
Kalium/mg	Calcium/mg	Magnesium/mg	Eisen/mg
300–350	3–10	15–22	2–3
Kalium/mg	Calcium/mg	Magnesium/mg	Eisen/mg
300–350	11–13	15–17	2–3
Kalium/mg	Calcium/mg	Magnesium/mg	Eisen/mg
200–350	3–30	10–25	2–9
Kalium/mg	Calcium/mg	Magnesium/mg	Eisen/mg
150–380	3–11	20–25	1–3
Kalium/mg	Calcium/mg	Magnesium/mg	Eisen/mg
280–330	5–25	20–28	2–4

Fleisch und Wurstwaren

Eiweiß	Fett	Kohlenhydrate	Kalorien	Cholesterin/m
10–20 g	11–35 g	o	170–400	90–150

Speck

Eiweiß	Fett	Kohlenhydrate	Kalorien	Cholesterin/m
10–15 g	40–65 g	o	400–600	100–110

1 Hühnerei 60 g

Eiweiß	Fett	Kohlenhydrate	Kalorien	Cholesterin/m
7–8 g	6–7 g	0–0,5 g	90 g	230

Tierische Fette und Öle

Eiweiß	Fett	Kohlenhydrate	Kalorien	Cholesterin/m
0,1–4 g	40–100 g	0–3,5 g	400–900	100–500

Pflanzliche Fette und Öle

Eiweiß	Fett	Kohlenhydrate	Kalorien	Cholesterin/m
0–1,5 g	99–100 g	0–5 g	700–900	0–3

Samen und Nüsse – von Cashewnuss bis Walnuss

Eiweiß	Fett	Kohlenhydrate	Kalorien	Cholesterin/m
3–30 g	7–40 g	4–40 g	520–700	0

Alkoholische Getränke – vom Bier bis zum Whisky

Eiweiß	Fett	Kohlenhydrate	Kalorien	Cholesterin/m
0,1–0,7 g	0 g	0–30 g	50–250	0

Alkoholfreie Getränke – Colagetränke/Fruchtsaft/Limonaden

Eiweiß	Fett	Kohlenhydrate	Kalorien	Cholesterin/m
0.0 g	0.0 g	2–12 g	50	0

Süßwaren – vom Honig über Zucker bis Schokolade

Eiweiß	Fett	Kohlenhydrate	Kalorien	Cholesterin/m
0,3–10 g	0–40 g	3–100 g	350–500	0

Halbfertigprodukte Cremespeisen/Süßspeisen – ohne Kochen

Eiweiß	Fett	Kohlenhydrate	Kalorien	Cholesterin/m
0,5–5 g	3–13 g	20–80 g	110–450	0–70

Tiefkühlgemüse – Fertiggerichte

Eiweiß	Fett	Kohlenhydrate	Kalorien	Cholesterin/m
2–5 g	0–6 g	2–13 g	30–100	0

Kalium/mg	Calcium/mg	Magnesium/mg	Eisen/mg
150–300	5–25	10–18	2–3
230	10	15	1
85	30	7	1,2
1–160	0–115	3–14	0,1
0–18	0–18	0–23	0,1–1
550–1000	30–1500	40–400	2–10
3–100	3–10	5–10	0–1
0–1	0–4	0–1	+
150–500	5–250	70–100	1–4
+	+	+	+
+	+	+	+

Fisch und Fleischzubereitungen in Dosen

Eiweiß	Fett	Kohlenhydrate	Kalorien	Cholesterin/m
5–7 g	3–5 g	10–25 g	100–150	*

Nudel-Fertiggerichte – pro Portion

Eiweiß	Fett	Kohlenhydrate	Kalorien	Cholesterin/m
14–20 g	10–30 g	40–50 g	320–500	*

Tiefkühlkost mit Fisch

Eiweiß	Fett	Kohlenhydrate	Kalorien	Cholesterin/m
10–13 g	2–10 g	5–20 g	80–250	*

Tiefkühl-Brot/Pizza/Mehlspeisen

Eiweiß	Fett	Kohlenhydrate	Kalorien	Cholesterin/m
8–10 g	8–25 g	25–50 g	220–400	*

Eintöpfe Nasskonserven

Eiweiß	Fett	Kohlenhydrate	Kalorien	Cholesterin/m
3–5 g	2–7 g	7–15 g	80–120	*

Aus Trockenprodukten/Eintöpfe/Konserven

Eiweiß	Fett	Kohlenhydrate	Kalorien	Cholesterin/m
10–30 g	5–6 g	50–60 g	300–450	*

Salate und eingelegte Gemüse ohne Dressing

Eiweiß	Fett	Kohlenhydrate	Kalorien	Cholesterin/m
1–4 g	0–20 g	1–20 g	50–300	*

Suppen-Trockenprodukte

Eiweiß	Fett	Kohlenhydrate	Kalorien	Cholesterin/m
5–12 g	2–20 g	20–60 g	150–350	*

Soßen aus Trockenprodukten – 1 Beutel nach Anleitung zubereitet

Eiweiß	Fett	Kohlenhydrate	Kalorien	Cholesterin/m
3–8 g	10–110 g	15–25 g	100–1000	*

Fleischbrühen von Huhn/Rind/Geflügel

Eiweiß	Fett	Kohlenhydrate	Kalorien	Cholesterin/m
10–60 g	1–30 g	3–30 g	10–350	*

Fertigdessert – 1 Portion

Eiweiß	Fett	Kohlenhydrate	Kalorien	Cholesterin/m
2–5 g	0–5 g	10–40 g	80–180	*

Kalium/mg	Calcium/mg	Magnesium/mg	Eisen/mg
+	+	+	+
Kalium/mg	Calcium/mg	Magnesium/mg	Eisen/mg
+	+	+	+
Kalium/mg	Calcium/mg	Magnesium/mg	Eisen/mg
+	+	+	+
Kalium/mg	Calcium/mg	Magnesium/mg	Eisen/mg
+	+	+	+
Kalium/mg	Calcium/mg	Magnesium/mg	Eisen/mg
*	*	*	*
Kalium/mg	Calcium/mg	Magnesium/mg	Eisen/mg
*	*	*	*
Kalium/mg	Calcium/mg	Magnesium/mg	Eisen/mg
*	*	*	*
Kalium/mg	Calcium/mg	Magnesium/mg	Eisen/mg
*	*	*	*
Kalium/mg	Calcium/mg	Magnesium/mg	Eisen/mg
*	*	*	*
Kalium/mg	Calcium/mg	Magnesium/mg	Eisen/mg
*	*	*	*
Kalium/mg	Calcium/mg	Magnesium/mg	Eisen/mg
*	*	*	*

Speiseeis je 100 ml

Eiweiß	Fett	Kohlenhydrate	Kalorien	Cholesterin/m
1–4 g	5–20 g	20–40 g	100–350	*

Kuchenmischungen fertig – 1 Portion

Eiweiß	Fett	Kohlenhydrate	Kalorien	Cholesterin/m
3–6 g	9–18 g	30–40 g	250–350	*

Light-Produkte – kalorienreduzierte Fertigprodukte

Eiweiß	Fett	Kohlenhydrate	Kalorien	Cholesterin/m
15–22 g	5–30 g	1–6 g	250–300	*

Light-Produkte Fleisch/Fisch – pro 1 Packung

Eiweiß	Fett	Kohlenhydrate	Kalorien	Cholesterin/m
15–30 g	10–12 g	30–45 g	250–350	*

Käse und Käsezubereitungen „leicht"

Eiweiß	Fett	Kohlenhydrate	Kalorien	Cholesterin/m
15–30 g	11–18 g	3–7 g	200–260	*

Feinkostsalate „leicht"

Eiweiß	Fett	Kohlenhydrate	Kalorien	Cholesterin/m
4–8 g	10–20 g	7–10 g	170–210	*

Streichfette „leicht"

Eiweiß	Fett	Kohlenhydrate	Kalorien	Cholesterin/m
3–5 g	25–40 g	1–2 g	250–350	*

Fruchtaufstrich

Eiweiß	Fett	Kohlenhydrate	Kalorien	Cholesterin/m
0 g	0 g	35 g	130 g	*

Milchprodukte „leicht"

Eiweiß	Fett	Kohlenhydrate	Kalorien	Cholesterin/m
3–7 g	1–7 g	7–10 g	60–120 g	*

Kalium/mg	Calcium/mg	Magnesium/mg	Eisen/mg
*	*	*	*
Kalium/mg	Calcium/mg	Magnesium/mg	Eisen/mg
*	*	*	*
Kalium/mg	Calcium/mg	Magnesium/mg	Eisen/mg
*	*	*	*
Kalium/mg	Calcium/mg	Magnesium/mg	Eisen/mg
*	*	*	*
Kalium/mg	Calcium/mg	Magnesium/mg	Eisen/mg
*	*	*	*
Kalium/mg	Calcium/mg	Magnesium/mg	Eisen/mg
*	*	*	*
Kalium/mg	Calcium/mg	Magnesium/mg	Eisen/mg
*	*	*	*
Kalium/mg	Calcium/mg	Magnesium/mg	Eisen/mg
*	*	*	*
Kalium/mg	Calcium/mg	Magnesium/mg	Eisen/mg
*	*	*	*

Zeitgemäße, gesunde Ernährung

Die Bevölkerung der wohlhabenden Länder leidet in großem Maße an Fehlernährung, die sich in zahlreichen Erkrankungen zeigt, die durch Übergewicht begünstigt werden. Im Gegensatz zu den hungernden Menschen, die ihre Mangelernährung kaum durch persönliche Anstrengungen beheben können, haben wir die Möglichkeit, unser Ernährungsverhalten zu ändern. Dazu sind Kenntnisse über eine sinnvolle Ernährung sowie Selbsterziehung durch Einsicht und folgerichtiges Handeln erforderlich. Es handelt sich hierbei weniger um ein Wissensproblem als um ein Verhaltensproblem!

Auf die Ausgewogenheit des Nähr- und Wirkstoffverhältnisses kommt es an. Die Mahlzeiten sollten ausreichend Nähr- und Wirkstoffe enthalten. Das bedeutet, dass die Kost hochwertiges Eiweiß, wenig Fett und Zucker, aber viele Ballaststoffe, Vitamine und Mineralstoffe enthalten soll.

Vielseitigkeit der Nahrung
- Ein qualitativ hochwertiger und abwechslungsreicher Tages-, Wochen- und Monats-Speiseplan schützt wirkungsvoll vor Nähr- und Wirkstoffmängeln. Sie sollten die Ernährung übergeordnet sehen. Es gibt kein Lebensmittel, in dem alle Nährstoffen enthalten sind, es gibt aber auch keines, wo nichts drin ist! Auf die Kombination kommt es an.

Abgestimmter Energiewert
- Der Energiegehalt der täglichen Nahrung muss auf den persönlichen Energiebedarf abgestimmt werden. Ein schwer arbeitender Mensch oder Leistungssportler braucht mehr Nahrungsenergie als ein Mensch, der vorwiegend einer sitzenden Beschäftigung nachgeht. Ebenso braucht ein älterer Mensch weniger Nahrungsenergie als ein jüngerer Mensch. Hier bewahrheitet sich das Sprichwort: „Was der Schmied verträgt, zerreißt den Schneider"!

Schonende Zubereitung der Nahrung

- Die Zubereitung beeinflusst in erheblichem Maße den ernährungsphysiologischen Wert eines Lebensmittels. Es geht meist um die Zubereitungsmethode und nicht um das Produkt selbst! Beim Garen von Lebensmitteln sind Vitaminverluste nicht zu vermeiden. Darum: Wählen Sie die richtige Gartemperatur und eine kurze Garzeit. Dünsten oder Dämpfen ohne Druck sind die wertvollsten Garungsmethoden bei Gemüse.

Fettarme Nahrungszubereitung

- Beim Garen von fettarmen Lebensmitteln ist entscheidend, den heute viel zu hohen, sichtbaren Fettverbrauch einzuschränken, ohne dass der Geschmack darunter leidet.

Schränken sie den Salzverbrauch ein

- Verstärken Sie den Eigengeschmack mit Frischkräutern und Gewürzen und nicht mit Salz. Die meisten Lebensmittel enthalten schon zu viel versteckte Salze.
- Salz ist auch ein Konservierungsmittel. Meersalz oder Vollsalz sind dem stark industrialisierten Kochsalz vorzuziehen, weil sie mehr Mineralstoffe beinhalten.

Verträglichkeit und Verdaulichkeit

Diese beiden Ernährungsgrundsätze sind wichtig und haben besonderes Gewicht bei Diäten und bei der Ernährung älterer Menschen. Speisen, die eine lange Verweildauer im Magen haben, können die Leistungsfähigkeit beeinträchtigen und sollten vor allem am Abend gemieden werden. Ein zu voller Magen kann auch auf das Herz drücken. Blähungen, Sodbrennen oder Völlegefühl können die Folge sein. Dies kann aber auch durch die Verwendung von billigen und stark erhitzten Fetten entstehen.

Energiebedarf und Nährstoffaufnahme

Wir können nur leistungsfähig sein, wenn wir unserem Körper Energie zuführen. Im Gegensatz zu Pflanzen, die ihre Energie durch Sonnenlicht erhalten, reicht es beim Menschen nicht aus, wenn er sich in die Sonne legt. Er ist auf Nahrung als Energiequelle angewiesen. Allerdings kommen nicht alle Bestandteile der Nahrung als Energielieferanten infrage. Wasser, Vitamine und Mineralstoffe liefern keine Energie. Energielieferanten sind Kohlenhydrate, Fette und Eiweißstoffe; ebenso Fruchtsäuren und – was häufig unterschätzt wird – Alkohol.

Ein Großteil der zugeführten Energie wird für die Aufrechterhaltung der Körpertemperatur benötigt.

Da Energie, Arbeit und Wärmemenge physikalische Größen gleicher Art sind, misst man sie mit der internationalen Einheit Joule (J). Ein Joule ist die Energie, die benötigt wird, um mit der Masse von 102 g einen Meter zu heben. 1000 Joule sind 1 Kilojoule (kJ).

Die Einheit Kalorie ist seit 1978 nicht mehr gesetzlich zugelassen. Wer trotzdem solchen Angaben begegnet, kann die Einheit Joule umrechnen, indem er mit 4,2 multipliziert (1 Kalorie = 4,2 Joule).

In unserem Organismus wird in hochkomplizierten chemischen Vorgängen aus Nährstoffen in den Zellen unseres Körpers Energie gewonnen.

Schritte der Energiegewinnung:
- In einer langen Kette von verschiedenen chemischen Reaktionen werden die Nährstoffe mithilfe von Sauerstoff zu Kohlenstoffdioxid und Wasser abgebaut.
- Der größere gewonnene Teil der Energie wird als Wärme frei. Der andere Teil wird dazu verwendet, einen energiereichen Stoff, das so genannte ATP (Adenosintriphosphat), zu bilden, das in Zellen gespeichert wird.

- Die Freisetzung dieser gespeicherten Energie – ATP – erfolgt gesteuert. Bei erhöhtem Bedarf, während körperlicher Anstrengung, wird mehr Energie freigesetzt als bei geringem Bedarf während der Ruhephasen.

Leistungsumsatz

Befindet sich der Mensch nicht in völliger Ruhe, so arbeitet er oder geht einer Freizeitbeschäftigung nach. Auf jeden Fall muss sein Körper bei der Arbeit oder in der Freizeit eine Leistung erbringen. Die Energiemenge, die ein Mensch für zusätzliche Leistungen über den Grundumsatz hinaus benötigt, bezeichnet man daher als Leistungsumsatz (LU).

Die wesentliche Steigerung des Energieumsatzes erfolgt über die Muskeltätigkeit – also die körperliche Arbeit. Den bei der Erwerbstätigkeit gesteigerten Energieumsatz nennt man Arbeitsumsatz (AU). Je nach der Schwere der tatsächlich geleisteten Arbeit unterscheidet man:

- Leichtarbeiter wie Feinmechaniker, Fließbandarbeiter (sitzend), Uhrmacher, Pkw-Fahrer, Bürobedienstete, Laboranten, Schneider
- Mittelschwerarbeiter wie Autoschlosser, Anstreicher, Schreiner, Verkäufer, Hausfrau (bei stärkerer körperlicher Arbeit, wie beispielsweise Putzen)
- Schwerarbeiter wie Maurer, Zimmermann, Dachdecker, Masseur, mehrere Disziplinen im Leistungssport
- Schwerstarbeiter wie Stahl- und Hochofenarbeiter, Kohlenhauer, Steinbrucharbeiter, Waldarbeiter, Straßenarbeiter, Hochleistungssportler

Photosynthese – Bildung von Nährstoffen

Ohne die grünen Pflanzen ist ein Leben auf der Erde nicht möglich. Nur sie sind in der Lage, aus Energie und anorganischen Verbindungen energiereiche organische Verbindungen, die Nährstoffe, aufzubauen. Diesen Vorgang nennt man Photosynthese (phos = Licht, synthesis = Aufbau).

Die Photosynthese ist eine hochkomplizierte biochemische Reaktionskette, die stark vereinfacht wie folgt verläuft:

- Die Pflanze entnimmt über die Spaltöffnungen ihrer Blätter das Kohlenstoffdioxid (CO_2) aus der Luft.
- Wasserstoff und Sauerstoff nimmt sie über die Wurzeln als Wasser (H_2O) aus dem Erdboden auf.
- Mithilfe des Sonnenlichtes erfolgt in den grünen Pflanzenteilen (Chlorophyll) die Umwandlung dieser drei Grundstoffe in Traubenzucker.
- Die Pflanze gibt bei diesem Vorgang Sauerstoff ab.

Aus der Glucose, Baustein vieler Kohlenhydrate, deckt die Pflanze ihren Energiebedarf und baut in vielen Folgereaktionen die einzelnen Nährstoffe auf.

Die Bildung von Fetten erfolgt durch Umformung von Zucker bzw. Stärke. Pflanzen können Fette als Energiereserve in Samen, Früchten oder Keimen speichern.

Auch die Eiweißbildung verläuft über Zwischenprodukte des Kohlenhydrataufbaues. Zusätzlich zu den Elementen Kohlenstoff, Wasserstoff und Sauerstoff werden hier noch Stickstoff (N) und zum Teil Phosphor (P) und Schwefel (S) in die Eiweißstoffe eingebaut.

Menschen und Tiere leben von den Produkten der Photosynthese: Sauerstoff, Energie in den Kohlenhydraten, Fetten gebunden sowie den Eiweißstoffen als Baustoff.

Bei der Atmung (Dissimilation) wird im Gegensatz zur Photosynthese (Assimilation) Sauerstoff aufgenommen. Dieser reagiert im Zwischenstoffwechsel mit Wasserstoff zu Wasser. Ebenso entsteht bei der Atmung Kohlenstoffdioxid – der Kreis schließt sich zur Photosynthese.

Kohlenhydrate in vielen Varianten
Kohlenhydrate werden in der Pflanze gebildet. Bei diesem Vorgang, als Photosynthese bezeichnet, entsteht mithilfe des Sonnenlichts und Blattgrüns aus Kohlenstoffdioxid und Wasser die Glucose und Sauerstoff.

Monosaccharide – die Einfachzucker

Grundbausteine der Kohlenhydrate sind die Monosaccharide. Sie bestehen aus den chemischen Elementen Kohlenstoff, Wasserstoff und Sauerstoff. Die Monosaccharide werden auch Einfachzucker genannt, da sie nur aus einem Molekül bestehen.

Glucose ist das häufigste Monosaccharid und in der Alltagssprache unter dem Namen Traubenzucker bekannt. Sie ist süß, sehr gut wasserlöslich und von Hefe zu Alkohol vergärbar. In vielen Obst- und Gemüsesorten sowie im Honig kommt Glucose vor. Sie ist Bestandteil aller Disaccharide und vieler Polysaccharide.

Im menschlichen Blut befindet sich Glucose in gelöster Form. Der Blutzuckerspiegel liegt beim gesunden Erwachsenen bei 80 bis 100 mg Glucose pro 100 ml Blut. Einige Organe des menschlichen Körpers können ausschließlich Glucose zur Energiegewinnung verwerten. Hierzu gehören vor allem die roten Blutkörperchen. Nerven und Gehirnzellen bevorzugen ebenfalls die Glucose.

Das Glucosemolekül liegt in der Natur als Sechserring vor. Es werden hierbei zwei Formen unterschieden: α-Glucose und β-Glucose. Die α-Glucose ist charakteristischer Bestandteil der verdaulichen Kohlenhydrate. Die β-Glucose ist dagegen charakteristisch für die unverdaulichen Kohlenhydrate wie beispielsweise die Cellulose. Die Summenformel der Glucose lautet: $C_6H_{12}O_6$.

Fructose ist süßer als jeder andere Zucker. Auch sie ist gut wasserlöslich und mit Hefe zu Alkohol vergärbar. Wie Glucose kommt sie vor allem in Obst und Honig vor. Im Gegensatz zur Glucose liegt das Fructosemolekül als Fünferring vor.

Galactose kommt praktisch nicht isoliert vor, lediglich gebunden als Bestandteil des Milchzuckers. Galactose ist nur wenig süß und nur sehr langsam vergärbar. Im Körper kann Galactose zu Glucose umgewandelt werden. Glucose, Fructose und Galactose können in unterschiedlichster Form zu Zweifachzuckern miteinander verknüpft werden.

Disaccharide, die Zweifachzucker

Maltose kommt in keimendem Getreide vor. Die keimende Gerste, Ausgangsprodukt für Bier, wird als Malz bezeichnet. Maltose entsteht aus der Verbindung von zwei Molekülen Glucose unter Abspaltung von Wasser.

Saccharose ist in Zuckerrüben sowie Zuckerrohr enthalten und kommt als Haushaltszucker in den Handel. Dieser Zucker wird am häufigsten zum Süßen verwendet, er ist Bestandteil von Backwaren, Schokoladen, Bonbons und Limonaden. Saccharose entsteht aus der Verbindung von Glucose und Fructose unter Abspaltung von Wasser.

Lactose kommt in Milch und Milchprodukten vor, daher der Name Milchzucker. Für den Säugling ist Lactose monatelang das einzige Kohlenhydrat in der Ernährung. Sie begünstigt den Aufbau der Darmflora und verbessert die Aufnahme von Calcium. Lactose entsteht aus der Verbindung von Glucose und Galactose unter der Abspaltung von Wasser.

Cellobiose ist Grundbaustein der Cellulose. Sie entsteht aus der Verbindung von zwei Molekülen Glucose unter Abspaltung von Wasser. Im Gegensatz zur Maltose handelt es sich jedoch um eine β-Glucose. Die Cellobiose kann von menschlichen Verdauungsenzymen nicht gespalten werden.

Polysaccharide, die Mehrfachzucker

Polysaccharide entstehen bei der Verbindung zahlreicher Moleküle von Einfachzuckern unter der Abspaltung von jeweils einem Molekül Wasser.

Stärke ist der wichtigste pflanzliche Reservestoff und bildet charakteristische und für jede Pflanzenart typische Stärkekörner aus. Im Innern des Stärkekorns befindet sich das Polysaccharid Amylose, das aus 250 bis 300 Glucoseresten besteht. Diese sind spiralig aufgerollt. Zu 80 % besteht Stärke aus Amylopektin, das die Hülle des Stärkekorns bildet. Amylopektin besteht aus 5000 bis 6000 Glucoseresten und bildet eine verzweigte Kette.

Stärke kommt in Kartoffeln, Getreide und Hülsenfrüchten vor. In kaltem Wasser ist Stärke nicht löslich, beginnt aber bei Temperaturen über 40 °C zu quellen. Stärke hat auch keinen süßen Geschmack.

Beim Abbau von Stärke im Mund, aber auch beim trockenen Erhitzen, entstehen Dextrine. Diese gehören zu den Polysacchariden, weisen aber bereits eine deutlich kürzere Kette auf. Dextrine enthalten nur 10 bis 20 Glucosereste, im Gegensatz zur Stärke sind Dextrine daher wasserlöslich.

Glykogen wird vornehmlich in der Leber und im Muskel gespeichert. Diese Energiereserve reicht beim Menschen für einen Tag und entspricht 300 bis 400 g. Glykogen besteht aus bis zu 100000 Glucoseresten und ist stärker verzweigt als Amylopektin.

Cellulose ist eine sehr häufige organische Verbindung. Sie bildet den Gerüststoff für die Pflanze. Cellulose besteht aus bis zu 10000 β-Glucoseresten, die sich zu langen Ketten anordnen. Die Festigkeit entsteht durch die Bildung von Wasserstoffbrücken zwischen den einzelnen Strängen.

Die menschlichen Verdauungsenzyme können Cellulose im Gegensatz zu Stärke und Glykogen nicht spalten. Hierzu sind aber niedere Organismen, wie z.B. unsere Darmbakterien, in der Lage. Cellulose zählt zu der Gruppe der Ballaststoffe.

Pektine bestehen aus Abkömmlingen der Galactose. Wie Cellulose sind sie nicht in Wasser löslich und für den menschlichen Körper nicht aufspaltbar. Auch Pektine zählen zu der Gruppe der Ballaststoffe. Pektine kommen in vielen Früchten vor. Sie besitzen eine hervorragende Quellfähigkeit.

Beim Kochen mit Säure und Zucker quellen sie sehr stark auf und gelieren beim Erkalten. Diese Eigenschaft nutzen wir zur Herstellung von Gelees und Konfitüren.

Kleine Lebensmittelkunde

Getreide

Das Getreidekorn besteht bei allen Getreidearten aus Mehlkörper, Keim und Schalen. Den eiweiß- und stärkehaltigen Mehlkörper im Innern und den Keim am stumpfen Ende des Korns umschließt die äußere Schale in mehreren Schichten. Sie besteht aus unverdaulicher Cellulose (Kleie).

In den Schichten lagern verschiedenste Mineralstoffe. Zwischen Mehlkörper und Schale liegt die Aleuronschicht, die vorwiegend Eiweiß, aber auch Vitamine und Mineralstoffe enthält.

Der Mehlkörper mit seinem großen Stärkeanteil ist ein Energiereservoir für den Keimling. Er ist reich an Eiweiß, Fett, Mineralstoffen und vor allem den Vitaminen B und E. Das Fett des Keimlings wird allerdings leicht ranzig. Daher wird der wertvolle Keimling für die Mehlherstellung meist entfernt. Nur im Vollkornmehl bleibt er erhalten.

Vermahlung des Getreides

Dabei unterscheiden wir folgende Arbeitsgänge:

Reinigung: Das Getreide wird von groben Verunreinigungen befreit, dann gewaschen und getrocknet.

Mahlen: In der Regel wird der Keimling abgetrennt, weil er die Lagerfähigkeit des Mehles beeinträchtigen würde (Ranzigwerden). Dann wird das Getreide gemahlen.

Sichten: Die Mahlprodukte werden durch Siebe nach Feinheit unterteilt. Beim Weizen unterscheidet man Schrot, Grieß, Dunst und als feines Mahlprodukt Mehl. Unabhängig vom Feinheitsgrad kann das Getreide unterschiedlich stark ausgemahlen werden. Je nachdem, wie viel von der Schale abgetrennt wird – dem so genannten Ausmahlungsgrad –, spricht man von Vollkornmehl oder von Auszugsmehl.

Mehl ist nicht gleich Mehl

Bei der stufenweisen Zerkleinerung des Getreidekornes erfolgt nach jeder Zerkleinerungsstufe ein Absieben der Mahlprodukte, aus denen dann die verschiedenen Mehle zusammengestellt werden: die Typenmehle.

Die Mehltype kennzeichnet den Ausmahlungsgrad, d. h. wie viel Prozentanteile von dem Gewicht der Getreidekörner aus dem Mehlkörper und aus den Randschichten im Mehl enthalten sind. Hoch ausgemahlene Mehle enthalten relativ viel Kleie und sind an ihrer dunkleren Farbe erkennbar (80–90 g Mehl aus 100 g Getreide). Niedrig ausgemahlene Mehle enthalten sehr wenig Kleie. Es sind sehr weiße Mehle; man nennt sie Auszugsmehle (50–60 g Mehl aus 100 g Getreide). Vollkornmehle enthalten alle Bestandteile der Getreidekörner.

Je höher der Ausmahlungsgrad, umso höher ist der Gehalt an Eiweiß, Fett, Mineralstoffen, Ballaststoffen und Vitaminen. Die Zahl der Mehltype gibt an, wie viel mg Mineralstoffe (Asche) in 100 g Mehl enthalten sind. Diese Asche bleibt zurück, wenn Mehl verbrannt wird. Aus diesem Gewicht der Rückstände ergeben sich die Typenzahlen der Mehle.

Aus etwa sieben verschiedenen Getreidesorten kann man Mehl oder andere Mehlprodukte herstellen: Weizen, Roggen, Gerste, Hafer, Hirse, Mais und Reis.

Der Buchweizen gehört streng botanisch betrachtet nicht zum Getreide; er ist ein Knöterichgewächs, kann aber wie Getreide verwendet werden. Dinkel gehört zu Weizen. Er besitzt die gleichen Backeigenschaften.

Die Andengetreide Amaranth und Quinoa sowie Kamut-Getreide und -Waldstaude werden mittlerweile auch bei uns immer bekannter, weil sie gute Alternativen zum Weizen sind.

Mittlerer Nährwert von Mehltypen:

Mahlerzeugnis	Eiweiß	Fette	Kohlen-hydrate	Energie
Roggenmehl Type 997	8,0	1,1	74,6	1458
Roggenbackschrot Type 1800	15,4	1,4	61,6	1320
Weizenmehl Type 550	10,9	1,1	72,6	1473
Weizenmehl Type 1050	11,6	1,8	68,4	1461
Weizenbackschrot Type 1700	11,7	2,0	60,4	1371

Alle Getreide- und Stärkeerzeugnisse, die nicht zu Brot und Backwaren verarbeitet werden, nennt man Nährmittel.

Grieß: Die Körner von Weizen, Mais oder Hirse werden von Schalen befreit und fein, mittel oder grob vermahlen. Grieß wird zu Brei, Suppen, Aufläufen, Klößen und Teigwaren verarbeitet.

Grütze: Die Körner von Hafer, Gerste, Roggen, Buchweizen oder Hirse werden geschält und grob zerschnitten. Grütze wird verwendet für Suppen, Süßspeisen und Wurst.

Graupen: Gersten- oder Weizenkörner werden geschält und geschliffen. Graupen werden hauptsächlich für Suppen verwendet.

Flocken: Diese werden durch Schälen, Dämpfen, Pressen und Rösten von Hafer, Weizen, Roggen, Gerste, Reis oder Mais (Cornflakes) gewonnen. Sie werden roh oder gekocht in Müsli, Suppe, Brei oder Gebäck verzehrt.

Schmelzflocken: Schmelzflocken oder Instant-Flocken werden aus dem gemahlenen Haferkorn hergestellt. Die zarten Flöckchen lösen sich auch in kalter Flüssigkeit sofort auf.

Stärke: Dieses Produkt wird aus Mais, Weizen, Kartoffeln oder Reis durch Nassvermahlung und Ausschwemmen gewonnen. Stärke dient als Dickungsmittel für Soßen und Flammeris.

Ernährungsphysiologische Bedeutung

Die wichtigsten Bestandteile des Mehles sind die Stärke und die Cellulose. Je höher der Stärkeanteil eines Getreideproduktes ist, umso niedriger ist sein Ballaststoffgehalt – und umgekehrt.

Vollkornmehle

Sie sind wegen ihrer Schalenanteile nicht nur ballaststoffreicher, sondern auch wirkstoffreicher, da die Mineralstoffe und Vitamine vorwiegend im Keimling und in den Schalen vorkommen. Die wichtigsten Mineralstoffe sind Calcium, Phosphor und Eisen sowie die Vitamine Thiamin (Vitamin B1) und Riboflavin (Vitamin B2).

Vollkornmehle sind auch eiweißreicher als Auszugsmehle, weil der Keimling mitvermahlen wurde. Ernährungsphysiologisch betrachtet ist das Mehleiweiß nicht so vollwertig. Es kann nur zu ca. 37% ausgenutzt werden. Mit anderen Eiweißträgern wie Ei, Milch, Fleisch oder Fisch kombiniert, lässt es sich jedoch aufwerten. Vollkornmehle sättigen aufgrund ihres erhöhten Ballaststoffgehaltes mehr als Auszugsmehle und sind zudem etwas energieärmer.

Alternativen zu Weizen

Nach der Etablierung des Dinkels sind nun auch weitere Getreidesorten am Markt, wie Amaranth, Quinoa und Kamut. Die drei Körnerarten wurden schon vor Jahrtausenden kultiviert. Amaranth und Quinoa sind streng genommen keine Getreidesorten, werden aber zum Teil als solche verarbeitet. Bei den Inkas und Azteken waren sie ein unentbehrliches Grundnahrungsmittel.

Da Amaranth- und Quinoa-Getreide aber kein Gluten und Gliadin besitzen, also kein Klebereiweiß, eignen sie sich zum Verbacken zu Broten und Gebäck nur zusammen mit Weizen, Dinkel oder eben Kamut. Dieses, den alten Ägyptern heilige Korn wurde jahrtausendelang von der ökonomischen Öffentlichkeit weitgehend unbeachtet angebaut, bis man in diesem Jahrhundert auf seine ungeahnten Qualitäten aufmerksam wurde.

Amaranth

Amaranth ist eine breitblättrige, bis zu 2 Meter hohe Pflanze mit farbenprächtigen Blüten, deren Fruchtstand mehr als 50.000 goldgelbe Körnchen in der Größe des vergleichbaren Mohns trägt. Schon zur Zeit der Azteken besaß Amaranth einen Stellenwert wie Mais oder Bohnen und war bei allen Kulthandlungen fester Bestandteil. Nachdem ernährungswissenschaftliche Erkenntnisse Amaranth einen hohen Nährstoffreichtum bescheinigen, findet das exotische Gewächs, das von den Indios „guautly" genannt wird, immer öfter den Weg vom Reformhaus in die Töpfe kreativer Köche.

Es eignet sich besonders als Frühstücksgetreide in Form von Grütze, als Müslibestandteil oder als Mini-Popcorn. Aus dem Mehl lassen sich Tortillas, Fladenbrote und Pfannkuchen backen. Pito – das geröstete, aromatische Mehl aus Amaranth, wird für Getreidebreie mit Obst verwendet oder zum Binden von Suppen und Soßen. Nachdem dieses Getreide kein Klebereiweiß enthält, sind sämtliche Gerichte mit Amaranth auch für Zöliakikranke gut verträglich.

Die biologische Wertigkeit reicht mit 75 % fast an die Kuhmilch heran. Die Besatzung der Raumfähre „Atlantis" versorgte sich unter anderem mit Amaranthprodukten und die UNICEF zählt es wegen seines Eiweiß- und Mineralstoffreichtums zu den 22 vielversprechendsten Lebensmitteln.

Quinoa

Botanisch betrachtet ist Quinoa ein Gänsefußgewächs, das bereits von den Inkas als heilig verehrt wurde. Die kleinen gelben Körner sind größer als Amaranth und hängen – der Hirse ähnlich – in großer Zahl am Ende des 1–2 m langen Halmes.

Der Eiweiß, Fett-, Mineralstoff- und Vitamingehalt ist höher als bei den meisten Getreidearten. Das macht Quinoa ernährungsphysiologisch zu einem überlegenen Küchenprodukt. Beim Kochen wird der Keimling als kleiner weißer Ring sichtbar. Für Gemüsefüllungen ist gequollene Quinoa auch wegen des nussigen Geschmacks bestens geeignet. Die Außenhaut enthält leicht bitteres Saponin, das entgegen früherer Meinung nicht giftig ist, sondern positive Eigenschaften enthält.

Quinoa stärkt das Immunsystem und wirkt cholesterinsenkend. Nachdem es kein Glutein enthält, eignet es sich ideal zum Backen in Kombination mit Weizen, Dinkel oder Kamut.

Kamut

Die Geschichte von Kamut liest sich wie ein modernes Märchen. Über Umwegen kamen Mack und Bob Quinn in den Besitz von ein paar Körnern, die ein Air-Force-Pilot zufällig von einem Einsatz im ägyptischen Dashar in einer Tasche fand. Seit 1977 vermehrten die Forscher die Körner und fanden schließlich heraus, dass es sich um einen Urhartweizen aus dem alten Ägypten handelt. Sie tauften die Kornart Kamut (Ka-moot – ein altes ägyptisches Wort für Weizen) und ließen sich den Namen weltweit schützen. Auch in Österreich wird Kamut kultiviert, jedoch aufgrund selenarmer Böden nicht besonders erfolgreich, weshalb nur amerikanisches Kamut im Handel erhältlich ist.

Aufgrund formidabler Backeigenschaften eignet sich das Korn ideal als Brotgetreide, aber auch Teigwaren, Suppen, Couscous oder Boulgour aus Kamut setzen sich immer mehr durch.

Kamut enthält bis zu 40 % mehr Proteine, deutlich mehr ungesättigte Fettsäuren, 30 % mehr Magnesium und Zink als moderne Weizensorten. 200 g Kamutbrot decken bereits den Tagesbedarf an Selen. Durch seinen milden Geschmack ist es ein ideales Brot- und Küchengetreide und bei Kindern besonders beliebt.

Reis

Das Rispengras Reis, das bis zu 2 m hoch wachsen kann, gehört zu den Getreidepflanzen. Das besondere am Reis ist jedoch, dass er sehr viel Feuchtigkeit und Wärme zum Wachsen braucht. Während der Reifezeit von 100–250 Tagen müssen die Felder unter Wasser stehen.

Nach der Reife wird das Reisgras mit den fruchttragenden Rispen geschnitten oder gemäht und in der Sonne oder in Heißluft-Trommeln getrocknet. Anschließend werden die Rispen in einer Mühle gedroschen; die 4–8 mm langen Reiskörner fallen, noch von der Strohhülse umschlossen, heraus.

Dieser Reis heißt Paddy-Reis. Er ist in diesem Zustand ungenießbar. Die harten Strohhülsen müssen noch entfernt werden. Dann ist die bräunliche bis rote Samenschale, die noch den Keim enthält, sichtbar. In dieser Form nennt man ihn Cargo-Reis. So wird er in der Regel importiert und in den Einfuhrländern weiterverarbeitet. Es folgt das Schleifen, bei dem das „Silberhäutchen" samt Keim – je nach Verfahren – teilweise abgeschliffen wird. Dabei geht der größte Teil der Mineralstoffe und Vitamine verloren.

Reis wird in erster Linie nach der Form und Größe des Korns unterschieden:

Langkornreis hat lange, schlanke Körner und besitzt einen trockenen, glasigen Kern. Er wird auch als „Patnareis" bezeichnet und eignet sich wegen seiner körnigen Kocheigenschaften als Beilage und Einlage.

Rundkornreis ist kalkig-weiß, der Kern weich und klebrig. Das Kochwasser wird milchig, weil die Körner viel Stärke abgeben. Rundkornreis wird auch als Milchreis bezeichnet, weil er sich besonders gut für Milchreisgerichte und Süßspeisen eignet. Für ein Risotto nimmt man grundsätzlich Rundkornreis.

Parboiled-Verfahren

Beim Schälen des Reiskornes gehen wertvolle Vitamine und Mineralstoffe verloren, die sich in den Randschichten des Kornes befinden. Durch das Parboiled-Verfahren bleiben mindestens 80 % der im Naturreis befindlichen Nährstoffe erhalten, vor allem die Mineralstoffe Calcium, Natrium, Kalium, Mangan, Eisen, Kobalt, Zink und Phosphor sind reichlich und in einer besonderes günstigen Kombination enthalten. Diese sind alle wichtig für Wachstum, Zellerneuerung und Regulationsmechanismen im Blut und in den Nieren. Das reichlich vorhandene Kalium sorgt beispielsweise unter anderem für Entwässerung im Körper. Darum wird Reis gerne bei Schlankheits- und Entschlackungsdiäten eingesetzt.

Besonders wertvoll sind die enthaltenen Vitamine des B-Komplexes, die für das Nervensystem und die Konzentrationsfähigkeit ganz wichtig sind. Vor allem bei jüngeren und älteren Menschen besteht zurzeit in unserer Bevölkerung eine zum Teil nicht unerhebliche Unterversorgung.

Wenn es Ihre Verdauungsleistung zulässt, sollten Sie danach trachten, zumindest zwischendurch Vollkornreis oder „Reis im Silberhäutchen" in Ihren Menüplan einzubauen.

Kartoffeln

Die Kartoffel gehört wie die Tomate zur botanischen Familie der Nachtschattengewächse. Der Eiweißanteil von 2 % ist sehr niedrig, hat aber aufgrund seines Gehalts an essenziellen Aminosäuren hohe biologische Wertigkeit und braucht den Vergleich mit tierischem Protein nicht zu scheuen.

Fast 75 Kilo Kartoffeln verzehrt jede/jeder Deutsche pro Jahr, zumindest statistisch gesehen. Und das ist auch gut so, denn die Erdäpfel enthalten jede Menge Mineralstoffe und Vitamine.

Die Kartoffel (Solanum tuberosum) ist eine der wichtigsten Nahrungspflanzen der Welt. Vermutlich schon seit über 6.000 Jahren in den Anden bekannt, fand die Kartoffelpflanze erst im 16. Jahrhundert mit dem englischen Freibeuter Sir Francis Drake ihren Weg nach Europa. In Spanien, Italien und vor allem in Irland konnte sich die Knolle schnell durchsetzen. Dagegen taten sich die Deutschen eher schwer: Erst zu Beginn des 18. Jahrhunderts zwangen Hungersnöte die Bevölkerung, verstärkt Kartoffeln zu essen.

Heute ist die Kartoffel aus unserem Speiseplan nicht mehr wegzudenken. Es gibt etwa 250 Kartoffelsorten; fest kochende Sorten für Salate und mehlige Sorten für Suppen und Pürees. Kartoffeln sind ein ideales Grundnahrungsmittel. Sie enthalten fast kein Fett, aber:

- besonders leicht verdauliche Kohlenhydrate
- verdauungsfördernde Ballaststoffe
- hochwertiges, pflanzliches Eiweiß
- Mineralstoffe, wie z.B. Magnesium, Kalium (für die Muskeltätigkeit) und Eisen (für die Blutbildung)
- Vitamine, wie zum Beispiel Vitamin B6 und sehr viel Vitamin C

Die Vitamine und Mineralstoffe sitzen dicht unter der Schale. Deshalb sollte sie sparsam oder gar nicht geschält werden. Ideale Zubereitungsarten sind gedämpfte Pellkartoffeln, gebackene Folienkartoffeln oder dünne gebratene Kartoffelscheiben. Geschälte Kartoffeln sollte man übrigens nicht zu lange im Wasser liegen lassen, bevor man sie im Dampf gart. Das entzieht zusätzlich Nährstoffe. Bei Salzkartoffeln ist der Nährwertverlust am größten. Dämpfen Sie stattdessen die Kartoffeln im Kocheinsatz.

Ob gekocht, gebacken oder gebraten, gestampft, verrührt oder geschnippelt, die Kartoffel ist in vielen Ländern ein Grundnahrungsmittel erster Ordnung. Genießbar von der Kartoffelpflanze sind nur ihre Knollen. Die eigentliche

Frucht, die sich aus der Blüte bildet, eine grüne Beere, ist ungenießbar, da sie viel Solanin enthält, das Gift der Nachtschattengewächse. Auch die grünen und unreifen Kartoffeln haben einen hohen Solaningehalt, vor allem in der Schale, in den Keimen und in den grünen Stellen. Solanin kann auch entstehen, wenn Kartoffeln längere Zeit in hellen Räumen gelagert oder der Sonne ausgesetzt werden. Durch Kochen wird Solanin nicht zerstört.

Ernährungsphysiologische Bedeutung

Ebenso wie das Brot zählt auch die Kartoffel zu den Grundnahrungsmitteln, weil sie neben Kohlenhydraten (Stärke) auch Eiweiß und viele Vitamine und Mineralstoffe liefert. Zwar ist der Eiweißgehalt der Kartoffel (2 g) mengenmäßig unbedeutend; unter den pflanzlichen Eiweißstoffen ist das Kartoffeleiweiß jedoch mit am hochwertigsten. Es enthält viele essenzielle Aminosäuren, vor allem das Lysin.

Besonders wertvoll ist der Wirkstoffgehalt. 100 g Kartoffeln enthalten etwa 10–25 mg Vitamin C. 200 g Kartoffeln reichen also bei richtiger Zubereitung (gedämpft) aus, rund die Hälfte des täglichen Vitamin-C-Bedarfs zu decken.

Energie- und Nährstoffgehalt verschiedener Kartoffelgerichte pro Portion:

Kartoffelgerichte	Energie kcal	Eiweiß-stoffe/g	Fette/g	Kohlen-hydrate/g
Pellkartoffeln	170	4	0	38
Bechamelkartoffeln	340	9	12	50
Pommes frites	403	6	18	51
Bratkartoffeln	270	4	10	39
Kartoffelpuffer	430	3	23	44

Einkauf

Zurzeit werden im Handel ungefähr 130 Kartoffelsorten angeboten. Wichtige Unterscheidungsmerkmale sind Reifezeitpunkt und Kocheigenschaften. Man unterscheidet: Speisefrühkartoffeln, vor dem 10. August geerntet, und Speisekartoffeln, nach dem 10. August geerntet. Bei den Speisekartoffeln wiederum unterscheidet man drei Kochtypen:

Festkochend. Sie zeichnen sich durch festes, kerniges Fleisch aus, das eine glatte feuchte Schnittfläche zeigt und beim Kochen seine Struktur behält. Diese Kartoffeln eignen sich für Kartoffelsalat, feine Bratkartoffeln, Dampf- und Pellkartoffeln.

Vorwiegend fest kochend. Sie entwickeln beim Kochen eine mittlere Festigkeit. Daher sind sie am besten als Beilage für Gerichte mit Soße, als Dampf- oder Bratkartoffeln bzw. Pellkartoffeln geeignet.

Mehligkochend. Sie zeichnen sich durch einen höheren Gehalt an ausgereifter Stärke aus. Daher findet man sie meist bei später reifenden Sorten. Diese Kartoffeln eignen sich für Kartoffelbrei, Kartoffelklöße, Kartoffelpuffer und Eintöpfe.

Lagerung

Kartoffeln sollten gut belüftet, dunkel und kühl gelagert werden. Durch Licht können sich grüne Stellen bilden, die das gesundheitsschädliche Solanin enthalten. Solche Verfärbungen müssen vor der Zubereitung großzügig weggeschnitten werden. Diese als α-Chaconin und α-Solanin bezeichneten Substanzen sind hitzestabil und werden beim Kochen und Braten nicht zerstört. Sie sind jedoch wasserlöslich, sodass sie sich in gewissen Mengen im Kochwasser lösen.

Zucker

Unter dem Begriff Zucker versteht man in der Umgangssprache die Saccharose – also den Haushalts- bzw. Rübenzucker. Der aus Zuckerrohr gewonnene Rohrzucker ist chemisch betrachtet mit dem Rübenzucker identisch.

Ernährungsphysiologische Bedeutung

Der hohe Zuckerkonsum, den man schon als Zuckermissbrauch bezeichnen kann, wird von Ärzten und Ernährungswissenschaftlern mit Besorgnis betrachtet. Als reines und sehr rasch resorbierbares Kohlenhydrat ist der Zucker zwar als schneller Energiespender von Bedeutung; ein erhöhter Zuckerkonsum ist aber zweifellos gesundheitsgefährdend. So führt ein hoher Zuckerverbrauch, verbunden mit mangelnder Zahnpflege, unausweichlich zu Karies.

Ebenso wird die Entstehung von Übergewicht begünstigt – das Grundübel sämtlicher Zivilisationskrankheiten. Die vielfach geäußerte Ansicht, der braune Rohzucker sei viel gesünder, ist falsch! Er kann auch nicht uneingeschränkt empfohlen werden, weil er mitunter Schmutzstoffe oder sogar Saponine enthält, die im Blut zum Abbau von roten Blutkörperchen führen können. In der Regel ist aber brauner Zucker weniger raffiniert als weißer.

Zur Geschichte und Herstellung von Zucker

Die Gewinnung des Zuckers aus der Runkelrübe begann als Massenproduktion erst Anfang dieses Jahrhunderts. Davor musste er ausschließlich aus tropischen Ländern eingeführt werden und fand als Luxusgut nur in Herrschaftshäusern Verwendung. Mit Beginn der Massenproduktion wurde der Zucker auch der breiten Volksmasse zugänglich.

Die Rübenschnitzel werden mit 70 °C heißem Wasser extrahiert, dabei werden 99 % des Zuckers herausgelöst. Der schwarzgraue Rohsaft enthält neben Zucker anorganische Stoffe wie Phosphate und organische Verbindungen wie Zitronensäure, Oxalsäure, Apfelsäure, Eiweiße und Melanine.

Die Reinigung des Rohsaftes erfolgt in mehreren Stufen. Nach zweimaligem Filtrieren bleibt der klare, hellgelbe Dünnsaft zurück, der etwa 14 % Zucker enthält. In einer mehrstufigen Verdampfungsanlage wird der Dünnsaft auf einen Zuckergehalt von 65 % bis 70 % eingedickt. Der Dicksaft wird weiter eingedampft, bis sich die ersten Zuckerkristalle bilden.

Meist wird mit Puderzucker „geimpft", um die Kristallisation einzuleiten. Man erhält die so genannte Füllmasse, die aus etwa 45 % Zuckerkristallen und 55 % Zuckersirup besteht. Die Kristalle werden durch Zentrifugieren abgetrennt. Der so gewonnene Rohzucker ist durch anhaftende Sirupreste gelblich. Sie werden mit heißem Wasserdampf entfernt, und man erhält Weißzucker.

Zucker als natürlicher Farb- und Aromastoff

Wird Zucker trocken auf etwa 160 °C erhitzt, so verflüssigt er sich, wird dann gelb, später braun und entwickelt einen aromatischen Geschmack. Es entsteht Karamell. Durch das Karamellisieren verringert sich die Süßkraft. Löscht man den dunkelbraunen, flüssigen Zucker mit Wasser ab, kann daraus Zuckercouleur hergestellt werden. Zuckercouleur wurde früher auch in der Küche als Farbstoff Speisen und Getränken zugesetzt, beispielsweise Soßen oder Likören.

Zucker ist vergärbar. Durch Hefen und Milchsäurebakterien kommt es zur alkoholischen Gärung oder zur Milchsäuregärung. Die Gärung wird zur Herstellung von Hefeteig, Wein oder Sauerkraut angewendet. Unerwünscht ist diese Eigenschaft, wenn Fruchtsäfte, Kompotte und Ähnliches zu gären beginnen und damit ungenießbar werden.

Verdauung und Verwertung der Kohlenhydrate

Kohlenhydrate werden überwiegend als Stärke, Saccharose und Glykogen, seltener als Glucose oder Fructose verzehrt. Im Verdauungstrakt werden die großen Moleküle in kleinste Bausteine, Monosaccharide, zerlegt.

Die Verdauung der Kohlenhydrate beginnt bereits im Mund. Hier wirkt ein Enzym (α-Amylase) auf die Stärke oder das Glykogen und spaltet diese Polysaccharide in der Regel zu kürzeren Einheiten, zu Dextrinen. Im Zwölffingerdarm erfolgt die Spaltung durch die Amylase der Bauchspeicheldrüse zu Maltose und weiter zu Glucose. Im Dünndarm wird dann nur die Lactose gespalten. Anschließend werden die Monosaccharide resorbiert und über das Pfortadersystem zur Leber transportiert. Von dort aus gelangen sie in die verschiedenen Körperzellen, wo sie gespeichert oder abgebaut werden.

Der Stoffwechsel von Kohlenhydraten wird vom Hormon Insulin gesteuert. Werden mehr Kohlenhydrate als notwendig aufgenommen, so bewirkt Insulin den Aufbau zu Glykogen bzw. die Umwandlung in Fett.

Über das Blut gelangt die Glucose in die Zellen. Hier findet ihr Abbau statt. Dabei entstehen Kohlenstoffdioxid (CO_2), Wasser (H_2O) und Energie. Die Energie wird zum Teil als Wärme freigesetzt und teilweise in Form von chemischer Energie als ATP (Adenosintriphosphat) gespeichert. Je Gramm Kohlenhydrat entstehen beim Abbau im Durchschnitt 17 kJ (4,1 kcal). Die Reserven an Glykogen von insgesamt etwa 350 g entsprechen 5600 kJ. Wenn man annimmt, dass rund 60 % der umgesetzten Energie aus Kohlenhydraten stammen, reicht dieser Vorrat etwa 24 Stunden.

Benötigt der Körper sehr schnell Energie und herrscht gleichzeitig in der Zelle ein Sauerstoffmangel, so wird die Glucose zu Milchsäure abgebaut. Dies geschieht bei sportlicher Betätigung über einen längeren Zeitraum oder bei kurzen Höchstleistungen. Bei diesem Vorgang wird deutlich weniger, dafür aber schneller Energie gewonnen.

Früher hat man die Entstehung der Milchsäure für den Muskelkater verantwortlich gemacht. Heute weiß man, dass es sich beim Muskelkater um feinste Muskelfaserrisse handelt.

Regulierung des Blutglucosespiegels

Wird eine kohlenhydratreiche Mahlzeit verzehrt, so erhöht sich normalerweise der Glucosespiegel im Blut nach etwa einer Stunde nur geringfügig. Gleichzeitig wird in entsprechendem Umfang das Hormon Insulin ausgeschüttet, sodass sich der Blutzuckerspiegel langsam wieder auf seine ursprüngliche Höhe einpendelt. Insulin bewirkt, dass die Zellen Glucose aufnehmen und unter Energiegewinnung zu Kohlenstoffdioxid und Wasser abbauen. Benötigt der Körper keine Energie, so stimuliert das Insulin die Fettzellen und bewirkt eine Aufnahme der Glucose ins Fettgewebe. Hier wird sie zu Fettsäuren umgebaut. Auch auf diese Weise sinkt der Blutzuckerspiegel auf seinen Ausgangswert. Siehe dazu glykämischer Index Seite 20.

Bei Übergewicht ist der Blutzuckeranstieg viel höher und die Ausschüttung des Insulins viel stärker, sodass der Glucosegehalt im Blut sehr stark absinkt. Dies verursacht beim Übergewichtigen wieder erneut Hungergefühle.

Fette – die energiereichsten Nährstoffe

Fette sind für den Menschen wichtige Energiespender. Beim Abbau in den Zellen liefern sie pro Gramm 9,3 kcal oder 39 kJ, also etwa doppelt so viel Energie, wie beim Abbau der Eiweiße und Kohlenhydrate entsteht. Fette stellen für den Körper einen großen Energiespeicher dar; das Unterhautfettgewebe ist beliebig auffüllbar. Das Fettgewebe schützt auch empfindliche Organe wie Niere oder Augapfel vor Druck und Stoß. Dieses Organfett ist praktisch immer gleichmäßig dick.

Fette sind Träger der fettlöslichen Vitamine A, D, E und K. Diese können nur bei gleichzeitiger Anwesenheit von Fetten im Darm aufgenommen werden. Je nachdem, welche Fettsäuren sich im Fett befinden, wird es unterschiedlich beurteilt. Mehrfach ungesättigte Fettsäuren sind essenziell, sie müssen also immer mit der Nahrung zugeführt werden. Ein hoher Anteil an mehrfach ungesättigten Fettsäuren deutet auf eine gute Fettqualität hin.

Nahrungsfette – chemisch betrachtet

Der Nährstoff Fett wird in zwei verschiedene Gruppen unterteilt, die sich im chemischen Aufbau erheblich voneinander unterscheiden. So sind die einfachen Fette durch die Verbindung eines Alkohols mit Säuren gekennzeichnet, während die zusammengesetzten Fette zum Teil komplizierte Ringstrukturen aufweisen.

Die Nahrungsfette werden entsprechend ihrem chemischen Aufbau auch als Triacylglyzeride bezeichnet. Der Name deutet bereits auf die Zusammensetzung des Moleküls hin. Es besteht jeweils aus 1 Glyzerinrest, der mit 3 Fettsäureresten (Acylreste) unterschiedlicher Kettenlänge verbunden ist. Glyzerin gehört zur Gruppe der Alkohole, die Fettsäuren zur Gruppe der Carbonsäuren. Charakteristisch für die Gruppe Carbonsäuren ist das Vorhandensein der Carboxylgruppe – COOH. Eine Verbindung von Alkohol und Säuren unter Abspaltung eines Moleküls Wasser bezeichnet man als Veresterung. Das Triacylglyzeridmolekül ist also ein Ester. Dieses ist nicht in Wasser löslich, dafür aber in allen Fettlösungsmitteln wie Benzin, Tetrachlormethan enthalten.

Unsere Nahrungsfette sind immer Gemische unterschiedlicher Triacylglyzeride, in denen verschiedene Fettsäuren gebunden sind. Entsprechend ändern sich auch die physikalisch-chemischen Eigenschaften der Fette sowie ihre ernährungsphysiologische Beurteilung.

Fettsäuren bestimmen die Fettqualität

Kurzkettige Fettsäuren haben 4–6 C-Atome im Molekül. Die häufigste kurzkettige Fettsäure ist die Buttersäure. Sie kommt vor allem im Milchfett vor. Kurzkettige Fettsäuren sind in Wasser löslich und deshalb gut verdaulich. Mittelkettige Fettsäuren besitzen 8–12 C-Atome. Häufigste mittelkettige Fettsäure ist die Caprylsäure. Sie befindet sich vor allem im Kokosfett. Mittelkettige Fettsäuren sind nur schwer in Wasser löslich.

Langkettige Fettsäuren haben 14–20 C-Atome. Zu den langkettigen Fettsäuren gehören Palmitin- und Stearinsäure. Sie kommen praktisch in allen fettreichen Lebensmitteln vor. Langkettige Fettsäuren sind nicht in Wasser löslich, sondern nur in Fettlösungsmitteln wie Benzin. Sie sind schwer verdaulich, denn sie können nur mithilfe von Gallensäuren im Darm resorbiert werden.

Ungesättigte Fettsäuren weisen in der Kohlenstoffkette Doppelbindungen auf. Je nach Anzahl der Doppelbindungen wird zwischen einfach ungesättigt (1 Doppelbindung) und mehrfach ungesättigt (2 und mehr Doppelbindungen) unterschieden. Alle für die Ernährung wichtigen ungesättigten Fettsäuren sind langkettig. Je kürzer die Fettsäurenreste und je höher die Anzahl der Doppelbindungen, desto niedriger liegt der Schmelzbereich eines Fettes und desto besser ist seine Verdaulichkeit.

Wir sind nicht in der Lage, in unserem Körper die mehrfach ungesättigten Fettsäuren selbst aufzubauen. Sie werden daher als essenziell bezeichnet. Diese Fettsäuren haben im Körper zahlreiche wichtige Aufgaben zu erfüllen.

- Sie sind notwendig für den Aufbau der Zellwände und der Mitochondrien.
- Sie dienen als Grundbaustein für die Bildung von Gewebshormonen (Prostaglandine). Diese Hormone wirken zum Teil als Gegenspieler des Stresshormons Adrenalin.
- Sie können einen erhöhten Cholesterinspiegel senken.

Nahrungsfette weisen einen unterschiedlich hohen Gehalt an mehrfach ungesättigten Fettsäuren auf. Ist dieser Gehalt hoch, so ist das Fett unter ernährungsphysiologischen Gesichtspunkten besser zu beurteilen. Der Gehalt an mehrfach ungesättigten Fettsäuren ist jedoch nicht das einzige Kriterium zur Beurteilung eines Fettes.

Fettsäuregehalt ausgewählter Nahrungsfette

	gesättigte Fettsäure	einfach ungesättigte Fettsäure	mehrfach ungesättigte Fettsäure
Milchfett	60 %	37 %	3 %
Schweineschmalz	43 %	49 %	8 %
Kokosfett	92 %	6 %	2 %
Olivenöl	19 %	73 %	8 %
Palmöl	46 %	44 %	10 %
Erdnussöl	19 %	50 %	31 %
Sojaöl (8 % Linolensäure)	14 %	24 %	54 %
Maiskeimöl	14 %	29 %	57 %
Safloröl	8 %	27 %	65 %

Mehrfach ungesättigte Fettsäuren befinden sich vorwiegend in Lebensmitteln pflanzlichen Ursprungs. Eine Ausnahme bilden Fischöle, in ihnen finden wir sogar Fettsäuren mit fünf und mehr Doppelbindungen. Diese Fettsäuren können der Bildung von Thromben (Blutgerinnsel) und Ablagerungen in den Blutgefäßen vorbeugen.

Lecithin ist unentbehrlich

Lecithin besitzt sowohl einen fettfreundlichen als auch einen wasserfreundlichen Pol. Daher kann es Fette in wässrigen Lösungen in feinverteilter Form halten. Lecithin wirkt also als Emulgator.

Lecithin gehört zur Gruppe der fettähnlichen Stoffe, zu den Phosphatiden. Im Aufbau ähnelt das Lecithin sehr stark den Triacylglyceriden. Der Glyzerinrest ist hierbei mit 2 Fettsäureresten verbunden, anstelle der dritten Fettsäure finden wir jedoch 1 Phosphorsäurerest und eine Base.

Im menschlichen Körper ist Lecithin notwendig für den Aufbau der Zellhülle. Es findet sich besonders häufig in Gehirn- und Nervenzellen, aber auch im Knochenmark und in der Leber. Lecithin wird in ausreichendem Maße vom Körper selbst gebildet. Es muss daher im Gegensatz zu den mehrfach ungesättigten Fettsäuren nicht mit der Nahrung zugeführt werden. Lecithin kommt in pflanzlichen und tierischen Lebensmitteln vor.

Cholesterin

Der Aufbau des Cholesterins ist völlig anders als der Aufbau der Neutralfette. Die Kohlenstoffketten sind nicht wie bei den Fettsäuren gestreckt, sondern schließen sich zu mehreren Ringen zusammen.

Im menschlichen Körper ist Cholesterin ähnlich wie Lecithin am Aufbau der Zellwände beteiligt. Es liefert außerdem den Grundbaustein zur Bildung von Sexual- und Nebennierenhormonen. Aus Cholesterin kann der Körper mithilfe der UV-Strahlen des Sonnenlichts das Vitamin D selbst herstellen.

Cholesterin wird im Körper in ausreichenden Mengen gebildet. Nehmen wir es über die Nahrung zu uns, so wird normalerweise die Eigensynthese vermindert. Cholesterin kommt in Verbindung mit anderen Fetten nur in tierischen Lebensmitteln vor. Fische, außer Schalen- und Krustentiere, enthalten nur sehr wenig Cholesterin. Im Fleisch finden wir einen mittleren Gehalt, besonders hoch liegt er bei den Innereien.

Die Höhe des Cholesterinspiegels im Blut kann durch Nahrungsfaktoren beeinflusst werden. Besonders ungünstig ist hierbei eine insgesamt hohe Fettaufnahme und eine positive Energiebilanz. Personen mit Übergewicht sind daher besonders gefährdet. Auch die langkettigen gesättigten Fettsäuren wirken erhöhend auf den Cholesterinspiegel, die Stearinsäure (mit 18 C-Atomen) hat jedoch keine Wirkung.

Die mehrfach ungesättigten Fettsäuren sind in Bezug auf die Senkung des Cholesterinspiegels die wirksamsten Nahrungsfaktoren. Eine hohe Aufnahme an mehrfach ungesättigten Fettsäuren führt zu einer verstärkten Ausscheidung von Gallensäuren (die aus Cholesterin gebildet werden). Auch der Verzehr von Ballaststoffen und natürlich Bewegung wirken sich senkend auf den Cholesterinspiegel aus. Ähnlich wie bei den mehrfach ungesättigten Fettsäuren werden beim Verzehr ballaststoffreicher Nahrung vermehrt Gallensäuren über den Darm ausgeschieden.

Ein hoher Cholesterinspiegel im Blut wird als Risikofaktor erster Ordnung bei der Entstehung von Herz- und Kreislauferkrankungen wie Arteriosklerose und Herzinfarkt angesehen.

Lebensmittel		Cholesterin
20 g	Butter	48 mg
100 ml	Milch 3,5 % F	11 mg
100 g	Mascarpone	138 mg
100 g	1 Hühnerei (Kl. 4)	314 mg
100 g	Emmentaler Käse	70 mg
100 g	Kabeljau (Dorsch)	50 mg
100 g	Miesmuscheln	150 mg
100 g	Tintenfisch	170 mg
100 g	Brathuhn	99 mg
100 g	Hirn	2200 mg
100 g	Schweineleber	350 mg

Lipoproteine

Je nach ihrer Zusammensetzung sind Lipoproteine unterschiedlich groß und unterscheiden sich hinsichtlich ihrer Dichte.

Die LD-Lipoproteine (low-density = geringe Dichte) transportieren den höchsten Anteil an Cholesterin. Ihre Menge im Blut ist von besonderer Bedeutung, da ein hoher Cholesterinspiegel in der Regel auf eine zu große Menge an LD-Lipoproteinen zurückzuführen ist. Diese Lipoproteine werden auch als negative Fettfraktion im Blut eingestuft, da sie bewirken, dass sich das Cholesterin an den Arterienwänden ablagert.

HD-Lipoproteine (high-density = hohe Verdichtung) enthalten ebenfalls Cholesterin. Sie werden auch als positive Fettfraktion bezeichnet, da sie das Cholesterin aus den Blutgefäßen wieder abtransportieren können.

Die Höhe der LD-Lipoproteinfraktion gibt Aufschluss über die Höhe des Serumcholesterinspiegels im Blut. Dieser sollte 200 mg/100 ml Blut nicht überschreiten. Ein 50-jähriger Mann mit einem Cholesterinspiegel von 280 mg hat demnach ein vierfach erhöhtes Herzinfarktrisiko.

Neben Nahrungsfaktoren fördern auch das Rauchen, Bewegungsmangel und ein erhöhter Blutdruck die Ausbildung einer Herz- und Kreislauferkrankung.

Deckung des Fettbedarfs

Fette sollten in einer ausgewogenen Ernährung im Umfang von 30 % des Gesamtenergiebedarfs aufgenommen werden. Dies entspricht je nach Körpergröße einem Verzehr von 60 g bis 80 g pro Tag.

Bei Jugendlichen, Mittelschwer- und Schwerarbeitern ist eine Erhöhung des prozentualen Anteils auf 35 % des Gesamtenergiebedarfs vertretbar. Voraussetzung ist hier allerdings, dass der Gesamtenergiebetrag nicht überschritten wird. Der Bedarf an mehrfach ungesättigten Fettsäuren liegt bei 10 % täglich. Dieser Anteil sollte in der Gesamtmenge von 60–80 g enthalten sein. 10 g mehrfach ungesättigte Fettsäuren entsprechen einer Menge von 17 g Sojaöl (3 EL). Am idealsten ist ein Verhältnis von 10 % gesättigten Fettsäuren (Butter), 10 % einfach ungesättigten Fettsäuren (Olivenöl) und 10 % mehrfach ungesättigten Fettsäuren (Distelöl).

Zur Charakterisierung der Qualität von Fetten wird auch der so genannte P/S-Quotient verwendet. Hierunter versteht man das Verhältnis von mehrfach ungesättigten (polyunsaturated) zu gesättigten (saturated) Fettsäuren. Liegt dieser Quotient bei 1 oder darüber, so ist die Qualität des Fettes in ernährungsphysiologischer Hinsicht gut, liegt dieser Quotient unter 1, so ist die Fettqualität weniger günstig. Die Bedeutung dieser Quotienten ist umstritten, da bei den gesättigten Fettsäuren keine Unterscheidung nach der Kettenlänge erfolgt.

Einen echten Bedarf an komplexen Lipiden gibt es nicht. Der Körper ist in der Lage, sie in ausreichender Menge selbst zu bilden. Wird Cholesterin mit der Nahrung aufgenommen, so sollte die tägliche Aufnahme 300 mg nicht überschreiten. Nach Angaben des Ernährungsberichtes 1995 werden in der Bundesrepublik Deutschland von erwachsenen Frauen 118 g Fett pro Tag, von erwachsenen Männern 143 g Fett pro Tag verzehrt. Diese Mengen sind viel zu hoch, zumal der weitaus größte Teil der Bevölkerung zu den Leichtarbeitern gezählt werden muss. Bei der Bedarfsdeckung ist daher die Verminderung des durchschnittlichen Fettverzehrs anzustreben.

- Mäßiger Gebrauch von Streichfetten
- Anwendung fettsparender Garungsmethoden (Dünsten, Dämpfen)
- Fette mit einem hohen Anteil an mehrfach ungesättigten Fettsäuren verwenden
- Native (kaltgepresste) Pflanzenöle verwenden

Verderb von Fetten

Freie Fettsäuren bedingen das Sauerwerden von Fetten. Damit sich freie Fettsäuren bilden können, müssen sie vom Glyzerin stufenweise abgespalten werden. Diese Reaktion erfordert die Anwesenheit von Wasser und meist von Licht und Wärme. Fette können allerdings auch bei Tiefkühllagerung sauer werden.

Besonders gefährdet sind Fette mit einem hohen Anteil an mehrfach ungesättigten Fettsäuren. Neben Luftsauerstoff spielen Wärme und Licht als Ursache eine Rolle, darüber hinaus auch Metallspuren und freie Fettsäuren. Die Reaktion läuft nach einer Anfangsphase zunehmend schneller ab. Bei dieser Oxidationsreaktion, dem Ranzigwerden, entstehen eine Vielzahl neuer Verbindungen, die teilweise erhebliche Geruchs- und Geschmacksstoffe entfalten. Es sollen auch Peroxide (Krebs erregende Stoffe) entstehen.

Natürlich tragen auch Mikroorganismen zum Verderb von Fetten bei. Besonders gefährdet sind hierbei all diejenigen Fette, die noch einen geringen Wasseranteil enthalten, da Mikroorganismen ohne diesen nicht leben können. Dies gilt also vor allem für Butter, Margarine, Mayonnaise oder Fettgewebe, die gleichzeitig auch noch Spuren anderer Nährstoffe wie Kohlenhydrate oder Eiweiß enthalten. Zunächst bewirken die Lipasen der Bakterien oder Schimmelpilze eine hydrolytische Spaltung der Esterbindungen, später werden auf enzymatischem Weg die freien Fettsäuren bis zum Kohlenstoffdioxid abgebaut. Zum Teil enthalten auch die Ölpflanzen selbst entsprechende Enzyme. Diese können auch noch in tiefgefrorenen Lebensmitteln wirksam sein. Deshalb dürfen fettreiche Lebensmittel maximal 3 Monate tiefgekühlt werden. Auch hierbei können Peroxide entstehen.

Verdorbenes Fett besitzt einen unangenehmen beißenden Geschmack. Bei einer Aufnahme von solchen Fetten können die fettlöslichen Vitamine nicht resorbiert werden.

Fett ist nicht gleich Fett

Die Zusammensetzung der Nahrungsfette ist für die Gesundheit von Bedeutung. Gesättigte, einfach und mehrfach ungesättigte Fettsäuren sollten je zu einem Drittel an der Fettzufuhr beteiligt sein. Das wird von den maßgeblichen Gesundheitsorganisationen weltweit zur Vorbeugung gegen Arteriosklerose und koronare Herzkrankheiten empfohlen.

Zur Senkung eines bereits erhöhten Cholesterinspiegels reichen diese Maßnahmen nicht aus. In diesem Fall muss der Anteil der mehrfach ungesättigten Fettsäuren größer sein als der Anteil der gesättigten Fettsäuren. Es müssen also entsprechende pflanzliche Fette zulasten der tierischen Fette bevorzugt werden. Davon ausgenommen sind Fischöle (Omega-3-Fettsäuren), denen neuerdings günstige Auswirkungen auf die Blutfettwerte zugeschrieben werden. Vieles deutet darauf hin, dass durch eine solche Umstellung beim Fettkonsum bereits vorhandene Cholesterinablagerungen in den Blutgefäßen wieder abgebaut werden können.

Der Fettverzehr muss verringert werden

Natürliche Fette, wie sie in Pflanzen als auch in Tieren vorkommen, enthalten lebenswichtige Bestandteile, deren Fehlen im menschlichen Organismus Funktionsstörungen und Krankheiten hervorrufen kann. Solche Bestandteile sind:

- Fettlösliche Vitamine A, D und E, die ohne Fett vom Organismus kaum verwertet werden können. Diese Vitamine sind u.a. unentbehrlich für Stoffwechsel, Sehkraft, Knochenbau und Wachstum.
- Essenzielle Fettsäuren, von denen die Linolsäure als die wertvollste angesehen wird und von der der Körper pro Tag 6–10 g benötigt.

Die Verdaulichkeit der Fette ist unterschiedlich. Emulgierte Fette, wie Butter und Margarine, sowie flüssige Fette (Öle) sind leichter verdaulich als feste Fette, wie z.B. Plattenfette und Talg.

Einteilung nach Herkunft	
Tierische Fette:	*Pflanzliche Fette:*
Butter, Butterschmalz	Öle, Margarine
Schmalz (Schwein, Gans)	Pflanzencreme
Rindertalg, Fischtran	Pflanzenfette

Versteckte Fette	
1 Schweinskotelett	30 g Fett
1 Hühnerei	7 g Fett
100 g Wurst	20–33 g Fett
100 g Käse	28–45 g Fett
100 g Kalbfleisch	2 g Fett
100 g Hühnerfleisch	7 g Fett
100 g Putenwurst	5 g Fett
100 g Putenbrust	1 g Fett
100 g Lamm	8 g Fett
100 g Rind	7 g Fett
100 g Speck	80 g Fett
100 g Aal	30 g Fett
100 g Lachs	16 g Fett

Margarine

Die Margarine verdankt ihre Existenz dem Auftrag des Kaisers Napoleon III., für seine Soldaten einen preiswerten, haltbaren Buttersatz zu entwickeln.

Es gelang schließlich dem Chemiker Mege-Mouries im Jahre 1869, aus einem Gemisch von Rindertalg und Magermilch ein preiswertes und haltbares Streichfett herzustellen. Das Verfahren wurde patentiert und das Kunstprodukt „Margarine" genannt (griechisch „margaron" = Perle).

Die heutige Herstellung von Margarine ist ein kompliziertes Vermischen von Stoffen, die sich nicht so einfach mischen lassen, nämlich Fett und Wasser. Man nennt diesen Vorgang Emulgieren. Zunächst wird ein Fettgemisch aus Ölen und gehärteten oder festen Fetten vorbereitet. Diesem werden noch fettlösliche Vitamine, der natürliche Farbstoff

Carotin und, als Bindungshilfe, der Emulgator Lecithin hinzugefügt. Ebenso kommen entrahmte Milch, Wasser, Salz und Stärke hinzu.

In einem Arbeitsgang – unter Luftabschluss – wird das Fett- und Wassergemisch zu einer Masse emulgiert, dann auf tiefgekühlten, rotierenden Trommeln im Schnellkühler zu einer streichfähigen Margarine gewalzt und geknetet. Die Margarine wird vollautomatisch portioniert und verpackt.

Butter

Butter oder Margarine? Eine Frage, die immer wieder diskutiert wird. Wegen ihres geringen Gehaltes an mehrfach ungesättigten Fettsäuren wird vielfach vom Verzehr der Butter abgeraten. Gleichzeitig wird die Meinung vertreten, dass der Cholesteringehalt der Butter zu einer Erhöhung des Serumcholesterinspiegels führen kann. Dies ist jedoch nur dann zutreffend, wenn eine Fettstoffwechselstörung vorliegt. Im gesunden Organismus wird automatisch die eigene Cholesterinproduktion gedrosselt, wenn über die Nahrung Cholesterin zugeführt wird. Der Butterkonsum sollte also nur dann eingestellt bzw. deutlich reduziert werden, wenn ein überhöhter Cholesterinspiegel vorliegt. Achten Sie in diesem Fall auf alle cholesterinhaltigen Lebensmittel wie Eier, Fleisch, Fisch, Innereien und Würste. 20 g Butter enthalten lediglich 48 mg Cholesterin, ein Eidotter aber 340 mg. Körperliche Bewegung, der Einsatz kaltgepresster Pflanzenöle und Ballaststoffe in Vollkornprodukten wirken gegen eine Erhöhung der Blutfettwerte – des Cholesterins.

Butterschmalz

Butterschmalz wird durch Ausschmelzen von Butter gewonnen. Es ist fast eiweiß- und wasserfrei und dadurch haltbarer als Butter. Da es weder spritzt noch bräunt, ist es sehr gut zum Braten und Backen geeignet.

Schlachtfette

Beim Schlachten der Haustiere fallen so genannte Schlachtfette an: Weiches Schmalz vom Schwein oder von der Gans
und härterer Talg vom Rind. An der Gewinnung der Schlachtfette hat sich seit Jahrhunderten nichts geändert: Die fettreichen Gewebe der Schlachttiere wie Bauchfett, Rückenfett,
Fett von Nieren und Eingeweiden werden gesäubert, zerkleinert und dann geschmolzen.

Schmalz wird trotz seiner schweren Verdaulichkeit und
seiner ungünstigen Fettsäurenzusammensetzung nach wie
vor recht häufig verwendet. Talg hingegen wird nur noch
ganz selten verzehrt. Der größte Teil des Rindertalges wird in
der Industrie zur Fabrikation von Kerzen und Seifen oder als
Spezialfett in Bäckereien zur Herstellung von bestimmten
Teigen (wie Blätterteig) verarbeitet.

Fischöl

Zu den tierischen Fetten gehören auch die Fischöle, deren Gewinnung im Prinzip ebenso erfolgt wie die der Schlachtfette.
Wegen ihres als unangenehm empfundenen Fischge-
schmacks finden sie jedoch bei uns bisher in der Nahrungszubereitung keine Verwendung. In der Therapie für Rheuma-
kranke werden Fischöle meist in Kapselform verordnet.

Lachsöl

Im Rahmen der Diskussion um eine gesundheitsbewusste
Ernährung gewinnen bestimmte Fischöle, wie beispielsweise
das Lachsöl, eine zunehmende Bedeutung. Man hat nämlich
festgestellt, dass Eskimos und Nordjapaner bis ins hohe Alter
über ein intaktes Herz-Kreislauf-System verfügen. Diese Bevölkerungsgruppen ernähren sich vorwiegend von Kaltwas-
serfischen, wie Lachs, Hering, Makrele.

Als entscheidender Faktor dieser Ernährungsweise erwies sich der hohe Gehalt an bestimmten ungesättigten Fettsäuren, die erwiesenermaßen dem Prozess der Arteriosklerose (Verengung der Blutgefäße) entgegensteuern und sogar bestehende Ablagerungen abzubauen vermögen. Da sich in unseren Breiten der tägliche Verzehr größerer Mengen von Kaltwasserfisch kaum realisieren lässt, kann Lachsöl im Rahmen einer ernährungsphysiologisch ausgewogenen Kostform wertvolle gesundheitliche Wirkungen haben.

Lagerung von Fetten

Bei der Lagerung ist zu bedenken, dass Mikroorganismen und fetteigene Enzyme mithilfe von Luft, Licht und Wärme zum Verderb beitragen.

- Butter kühl lagern, am besten bei Temperaturen zwischen 4–6°C. Verpacken Sie die Butter gut und bewahren Sie sie nicht neben Fisch, Huhn, Zwiebeln oder stark riechenden Lebensmitteln auf.
- Öle reagieren besonders empfindlich auf Sauerstoff- und Lichteinwirkung. Darum sind Glas- oder Kunststoffflaschen zur Aufbewahrung nicht gut geeignet. Diese sollten Sie notfalls mit Stanniolpapier umwickeln. Am besten geeignet sind Konservendosen. Bei Anbruch der Dosen oder Flaschen wird durch jede Entnahme die Luftsäule über dem Öl größer und damit auch die zum Verderb führende Luft- und Sauerstoffmenge. Darum empfiehlt es sich, nur kleine Dosen oder Flaschen, je nach Größe des Haushaltes, zu kaufen. Größere Dosen sollten in kleine umgefüllt werden. Bewahren Sie kaltgepresste Öle immer im Gemüsefach des Kühlschranks auf. Olivenöl wird fest, deshalb müssen Sie es schon vor dem Gebrauch aus dem Kühlschrank nehmen.

Fettarme Produkte

Bevorzugen Sie die fettarmen Varianten bei Milch, Quark, Joghurt, Käse oder Wurst, bei Fleisch und Fisch. Kleines Erkennungszeichen: Je mehr Fett in Wurst oder Käse enthalten ist, desto weicher sind sie meist. Ansonsten gilt die einfache Faustregel: Käse enthält zu ca. 50 % Wasser. Die Angabe „Fett in der Trockenmasse" (i. Tr.), mit denen normalerweise der Fettgehalt angegeben wird, bezieht sich somit auf den Käse ohne seinen Wassergehalt. Hat ein Käse 60 % Fett in der Trockenmasse, so enthält er in Wirklichkeit nur die Hälfte, also 30 %. 100 g Käse enthalten also immer noch 30 Gramm Fett – die halbe Tagesration.

Verdauung und Verwertung von Fetten

Die Fettverdauung beginnt erst im Magen. Hier wird ein kleiner Teil der Fette, die bereits emulgiert vorliegen, durch die Magenlipase gespalten.

Der weitaus größere Teil der Fette wird erst im Zwölffingerdarm abgebaut. Dort erfolgt zunächst durch den Gallensaft eine feine Verteilung des Fettes in Tröpfchen. Anschließend wird durch die Lipase der Bauchspeicheldrüse die Spaltung in Glyzerin und Fettsäuren oder in Mono- oder auch Diglyzeride eingeleitet. Größere Fettbruchstücke werden nach der Aufnahme durch die Darmwand sofort wieder zu Triglyzeriden zusammengesetzt und über die Lymphgefäße abtransportiert. Kleine Bruchstücke gelangen über die Pfortader sofort in die Leber.

Fette und Cholesterin sind nicht wasserlöslich. Um im Blut transportiert werden zu können, müssen sie deshalb an Eiweißstoffe gebunden werden. Man spricht hierbei von Lipoproteinen. Werden die Fette zur Energiegewinnung benötigt, so gelangen sie zunächst in die Fettzellen und werden hier zu Kohlenstoffdioxid und Wasser abgebaut. Je Gramm Fett liefert dieser Vorgang dem Körper im Durchschnitt 39 kJ (9,3 kcal), das ist doppelt so viel, wie beim Abbau von Kohlenhydraten oder Eiweiß entstehen würden.

Nehmen wir zu viel Fett zu uns, so wird dieses im Unterhautfettgewebe gespeichert. Auch wenn wir zu viele Kohlenhydrate aufnehmen, werden diese in Fette umgewandelt und anschließend gespeichert. Dies geschieht unter dem Einfluss des Hormons Insulin.

Das Wichtigste über den Umgang mit Fetten

Wie viel Fett ist gesund?

Die gültige Lehrmeinung besagt: **30 Prozent** der Gesamtenergiemenge des Tages sollten in Form von Fett zugeführt werden. Diese Menge Fett brauchen wir! Vergessen Sie dabei aber nicht **die versteckten Fette** in den Lebensmitteln, die nahezu die Hälfte ausmachen. Bei 2400 kcal beispielsweise sollte die Gesamtmenge ca. 80 g betragen. Davon sind etwa 40 g versteckte Fette in den Lebensmitteln enthalten, weitere 40 g können zum Kochen verwendet werden.

Was passiert, wenn zu viel Fett gegessen wird?

Grundsätzlich wissen wir, dass alles mit Maßen genossen werden soll. Auch das Fett sollte zielbewusst und vernünftig eingesetzt werden. Laut Verbraucher-Statistik vom Jahr 2000 (Ernährungsmed. 3/2002) liegt der Fettverbrauch in Österreich bei 42,5 %. Dabei ist zu beachten, dass auch ein „Zuviel an Kohlenhydraten" in Fett umgewandelt wird. Im Vergleich zu 1 g Eiweiß (4,1 kcal) und 1 g Kohlenhydraten (4,1 kcal) hat 1 g Fett 9,3 kcal, das ist mehr als das Doppelte an Energie. Die amerikanische Bevölkerung ist das beste Beispiel dafür, was geschieht, wenn zu viel Fett und denaturierte Kost gegessen wird. Fettleibige Menschen zwängen sich in „Fast Food"-Restaurants durch die schmalen Eingangstüren. Es kommt zur

Überernährung. Nach Nahrungsaufnahme werden nur etwa 25 % des Nahrungsfettes oxidiert. Das bedeutet, dass mehr als 70 % der Fette zumindest vorübergehend gespeichert werden. Zum Vergleich: Kohlenhydrate werden zu etwa 50 % verbrannt! Die andere Hälfte soll – laut Wissenschaftler – als Glykogen gespeichert werden.

Woraus besteht Fett?

Die Nahrungsfette sind aus den Bausteinen Glyzerin und Fettsäuren aufgebaut. Sie enthalten auch fettlösliche Vitamine und Antioxidantien, die das Fett vor Verderb durch Sauerstoffeinwirkung schützen. Häufig wird daher Vitamin E zugesetzt.

Der lange Weg zum Speisefett

Butter, Margarine und in Flaschen abgefüllte Öle werden in den Einkaufsregalen angeboten. Kaum jemanden ist bewusst, wie viele Verarbeitungsschritte für ihre Herstellung aus Milch oder verschiedenen Pflanzenteilen nötig sind. Rund 28 kg davon verzehren wir pro Jahr in Form von Speisefetten für Salatdressings, als Brotaufstrich oder zum Kochen, Backen, Frittieren und Braten.

Butter ist ein Unikat

Die Butter ist das einzige Speisefett, das vom lebenden Tier stammt. Der Handel bietet sie als Süßrahm-, Sauerrahm- und mildgesäuerte Butter an. Hergestellt wird das beliebte Streichfett aus Rahm, der durch Zentrifugieren aus Milch gewonnen und anschließend pasteurisiert wird. Dabei werden schädliche Keime abgetötet und Enzyme inaktiviert. Für Sauerrahmbutter muss der Rahm erst gesäuert werden. Das übernehmen Milchsäurebakterien.

Denken Sie an eine gute Bauernbutter, die sehr wasserhaltig ist und schnell ranzig wird, aber unvergleichlich gut schmeckt.

Butterschmalz

Butterschmalz ist wasser- und eiweißfrei. Butter wird erhitzt, sodass das Wasser verdunstet und das Eiweiß gerinnt. Es kann deshalb etwas höhere Temperaturen vertragen und ist länger haltbar als Butter. Doch mehr als etwa 150°C sollten Sie auch Butterschmalz nicht zumuten. Der Wassergehalt ist fast null, bei der Butter sind es noch ca. 20%.

Margarine

Heute besteht Margarine in der Regel aus pflanzlichen Rohstoffen wie Raps-, Sonnenblumen- und Sojaöl. Der Weg ist lang, bis flüssiges Pflanzenöl in Würfel verpackt werden kann.

Bio-Margarine – nicht chemisch gehärtet

Bio- oder Reformmargarine enthält keine gehärteten oder umgeesterten Fette. Die Hersteller verwenden von Natur aus feste Fette wie Kokos und Palmfett und mischen diese mit Ölen, um die gewünschte Konsistenz zu erzielen. Die natürlichen Inhaltsstoffe bleiben so weitgehend erhalten. Allerdings schmeckt Bio-Margarine durch den hohen Anteil an Kokos- und Palmfett leicht talgig, was nicht jedermanns Geschmack ist.

Pflanzliche Öle

Diese werden durch Extraktion sowie Heiß- oder Kaltpressung aus verschiedenen Pflanzenteilen wie Früchten, Samen oder Kernen gewonnen. Die Rohstoffe werden zunächst gereinigt, zum Teil geschält und schließlich zerkleinert oder gemahlen. Um eine möglichst hohe Ausbeute zu erreichen, wird mit Wasserdampf erwärmt. Bei der Extraktion ziehen Lösungsmittel wie Hexan oder Leichtbenzin das Öl aus den zerkleinerten oder gemahlenen Rohstoffen. Um diese Mittel wieder zu entfernen, wird das Gemisch anschließend auf etwa 140°C erhitzt und raffiniert. Dadurch erhält man mehr Ertrag, aber die Qualität des Öles wird stark beeinträchtigt. Bio-Hersteller verzichten daher auf chemische Lösungsmittel.

Raffinierte Öle – günstig, aber minderwertig

Bei der Heißpressung wird das Öl unter Wärmezufuhr und hohem Druck von der Masse abgetrennt. Dabei entstehen Temperaturen bis 170°C. Das so gewonnene Rohöl ist trüb, häufig dunkel und hat meist einen kratzigen Beigeschmack. Deshalb wird es wie bei der Extraktion anschließend raffiniert und dabei Schwermetalle, Schimmelpilzgifte und Pestizide entfernt. Allerdings geht dabei auch ein Großteil der gesundheitsförderlichen Stoffe verloren. Es sind dies Vitamin E, Lecithin und Carotinoide. Vitamin E wird in der Regel – wegen besserer Haltbarkeit – später wieder zugesetzt. Diese haltbaren Öle haben mit einem vollwertigen Lebensmittel nichts zu tun und können nicht empfohlen werden.

Kaltgepresst und kalt verwendet

Hochwertige Öle mit ihren natürlichen, wertvollen Inhaltsstoffen sind stets kaltgepresst. Die Samen oder Früchte werden zerkleinert in die Ölpresse gegeben. Es darf von außen keine Wärme zugeführt werden. Durch den Druck entstehen aber dennoch Temperaturen um die 70°C. Früher hat der Ölschläger einen Keil eingetrieben, was zur Bezeichnung „kalt geschlagen" führte. Mittlerweile sprechen Experten von „nativem" Öl.

Kaltgepresste Öle werden nicht raffiniert, sodass alle Inhaltsstoffe erhalten bleiben. Allerdings bleiben dadurch auch unerwünschte Inhaltsstoffe, wie Pestizide, erhalten. Da Biobauern beim Anbau der Rohstoffe auf solche Mittel verzichten, sollten Sie zu diesen Produkten greifen. Es gelten hier strengere Regeln.

Proteine – wichtige Baustoffe

Eiweißstoffe zählen ebenso wie Kohlenhydrate und Fette zu den Nährstoffen. Eiweißstoffe, auch Proteine genannt, bilden die Grundlage allen Lebens. Sie sind als Baustoffe in jeder Zelle zu finden. Als Bestandteil der Gene sind Eiweißstoffe Träger der Erbinformation.

Enzyme und viele Hormone sind aus Eiweißstoffen aufgebaut. Auch Antikörper im Blut, für die Abwehr von Krankheiten verantwortlich, bestehen aus Proteinen. Beim Abbau der Eiweißstoffe in der Zelle wird Energie gebildet. Eiweiß ist also auch ein Energielieferant.

Proteine sind große Moleküle, die aus unzähligen kleinen Einheiten, den Aminosäuren, bestehen. In diesen Aminosäuren befinden sich neben den Elementen Kohlenstoff, Sauerstoff und Wasserstoff vor allem Stickstoff sowie Schwefel und Phosphor. Eiweißstoffe bezeichnet man auch als Proteine (griechisch proteo = die erste Stelle einnehmen), weil sie die Grundlage aller Lebensvorgänge sind.

- Eiweißstoffe lassen sich wie die Kohlenhydrate durch Säure hydrolytisch in kleinere Moleküle spalten. Dabei erhält man Aminosäuren. Sie stellen die Bausteine der Eiweißstoffe dar. In natürlichen Proteinen finden sich 22 verschiedene Aminosäuren, 8 davon sind für den Erwachsenen essenziell, also lebensnotwendig; sie müssen mit der Nahrung aufgenommen werden. Beim Kind sind es sogar 10 Aminosäuren, die nicht vom Körper gebildet werden können.

- Aminosäuren zeigen einen einheitlichen Bauplan. An ein zentrales Kohlenstoffatom sind folgende Gruppen gebunden: Eine Aminogruppe ($-NH_2$), eine Carboxylgruppe ($-COOH$), ein Wasserstoff-Atom ($-H$) und ein organischer Rest ($-R$). Die einzelnen Aminosäuren unterscheiden sich im Aufbau dieses Restes. Dieser kann auch weitere Amino- bzw. Carboxylgruppen enthalten.

- In den Eiweißstoffen sind verschiedene Aminosäuremoleküle durch Peptidbindungen miteinander verknüpft. Dabei verbindet sich die Carboxylgruppe eines Aminosäuremoleküls mit der Aminogruppe eines anderen unter Wasserabspaltung. So entsteht aus zwei Aminosäuremolekülen ein Dipeptid.

Proteine und Proteide

Je nach Anzahl der Aminosäuren unterscheidet man Oligopeptide (bis zu 10 Aminosäuren) und Polypeptide, die bis zu 100 Aminosäuren enthalten.

- **Proteine:** Sind mehr als 100 Aminosäuren miteinander verbunden, so spricht man von Proteinen. Die Reihenfolge der Aminosäuren in einer Proteinkette kann unzählige Möglichkeiten aufweisen. Schon bei drei verschiedenen Aminosäuren sind sechs unterschiedliche Reihenfolgen möglich. Jedes Lebewesen besitzt in seinen Zellen arteigene Eiweißstoffe, die durch die Reihenfolge der Aminosäuren charakterisiert werden. Diese Aminosäuresequenz bezeichnet man auch als Primärstruktur der Proteine. Es gelang, die Primärstruktur von einigen wichtigen Eiweißstoffen zu ermitteln. So fand man heraus, dass in einem Molekül Insulin 51 Aminosäuren in bestimmter Anordnung miteinander verknüpft sind. Das Insulinmolekül besteht aus 2 Peptidketten, die durch 2 Schwefelbrücken verbunden sind. Man stellte fest, dass sich die Insulinarten von Mensch, Schwein und Rind nur in den Positionen 8, 9 und 10 der A-Kette unterscheiden.
- **Proteide:** Eiweißstoffe, die außer Aminosäuren noch andere so genannte prosthetische Gruppen enthalten, bezeichnet man als Proteide.
- **Chromoproteide:** Sie enthalten neben globulären Eiweißstoffen eine Farbstoffgruppe. Bekannte Vertreter sind das Blattgrün Chlorophyll und der rote Blutfarbstoff Hämoglobin.

- **Phosphoproteide:** Sie enthalten in der Regel neben Aminosäuren noch Phosphorsäure. Zu dieser Gruppe zählt z. B. das Casein der Milch.
- **Lipoproteide:** Sie bestehen aus Eiweißstoffen und einer Fettkomponente. Die Lipoproteine kommen in mehreren Fraktionen im Blut vor. Auf ihnen werden Cholesterin, Lecithin und die Triglyzeride transportiert. Sie unterscheiden sich hinsichtlich Größe und Dichte.

Biologische Wertigkeit von Eiweiß

Je nachdem, welche Aminosäuren im Nahrungseiweiß vorkommen, ergibt sich die biologische Wertigkeit. Je mehr das Aminosäurenmuster dem menschlichen entspricht, desto biologisch vollwertiger ist das Eiweiß. Aus diesem Grund sind tierische Eiweiße biologisch hochwertig. Viele pflanzliche Eiweißstoffe haben eine geringere biologische Wertigkeit, da oft eine wichtige essenzielle Aminosäure fehlt. Man spricht dann von dem begrenzenden Faktor, da die Eiweißstoffe insgesamt nicht voll ausgenützt werden können. Der Körper kann diese Aminosäuren nicht selbst bilden und ist darauf angewiesen, sie mit der Nahrung aufzunehmen.

Die biologische Wertigkeit entspricht dem Prozentsatz an körpereigenen Eiweißstoffen, der aus 100 g Nahrungseiweiß gebildet werden kann.

Unter den tierischen Lebensmitteln besitzt das Ei die höchste biologische Wertigkeit. Bei den pflanzlichen Lebensmitteln weisen vor allem Kartoffeln und Sojabohnen eine günstige Aminosäurezusammensetzung auf und damit eine hohe biologische Wertigkeit.

Milcheiweiß hat eine biologische Wertigkeit von 88 %. Das bedeutet: Aus 100 g Milcheiweiß können 88 g körpereigenes Eiweiß gebildet werden. 100 ml Vollmilch enthalten 3,5 g Eiweiß. Wir müssten also 2857 Liter Milch zu uns nehmen, um 88 g körpereigene Eiweißstoffe nur aus Milch aufzunehmen.

Fleischeiweiß hat eine biologische Wertigkeit von 76%. Das bedeutet: Aus 100 g Fleischeiweiß können 76 g körpereigenes Eiweiß aufgebaut werden. 100 g Schnitzelfleisch enthält 21 g Eiweiß. Wir müssten also 476 g Schnitzelfleisch verzehren, um 76 g körpereigenes Eiweiß aufzubauen.

Da wir meistens Gemische verschiedenster Eiweißarten aufnehmen, also Brot mit Quark oder Käse, Fisch mit Kartoffeln, Fleisch mit Reis oder Nudeln, spielt weniger die biologische Wertigkeit der einzelnen Lebensmitteleiweiße eine Rolle als der Ergänzungswert.

Der Ergänzungswert liegt immer dann besonders hoch, wenn die Aminosäure im Minimum (begrenzende Aminosäure) aufgestockt werden kann. Werden tierische und pflanzliche Eiweiße zusammen aufgenommen, so wird die biologische Wertigkeit des gesamten Gemisches hochwertig. Die höchste biologische Wertigkeit erreicht man mit einer Kombination von Kartoffeln und Ei im Verhältnis 3:2. Der Ergänzungswert kommt nur zum Tragen, wenn die verschiedenen Nahrungseiweißstoffe zur gleichen Zeit aufgenommen werden. Getreideerzeugnisse zusammen mit Kartoffeln oder Sojabohnen ergänzen sich dagegen nicht.

Bei strengen Vegetariern wird der gesamte Eiweißbedarf über pflanzliche Lebensmittel gedeckt. Hier kommt es nur dann nicht zu Mangelerscheinungen, wenn der Ergänzungswert beachtet wird und entsprechend größere Mengen der pflanzlichen Eiweißträger verzehrt werden. Günstiger ist in jedem Fall eine Kombination pflanzlicher Produkte mit Milch und Milcherzeugnissen oder Eiern, also eine ovo-lacto-vegetabile Kost.

Verdauung und Verwertung von Eiweißstoffen

Eiweiß muss vollständig bis in die kleinsten Bausteine – die Aminosäuren – gespalten werden, da größere Bruchstücke im Blut zu Abwehrreaktionen führen.

Die Verdauung der Proteine beginnt im Magen. Hier bewirkt die Magensalzsäure zunächst eine Denaturierung (Gerinnung) der Eiweißstoffe. Bei der Denaturierung wird die Tertiär- bzw. Quartärstruktur entknäuelt, bis die Aminosäurenkette vorliegt. Im Magen beginnt anschließend die Spaltung der Aminosäurekette in Oligopeptide (Bruchstücke mit mehreren Aminosäuren).

Im Zwölffingerdarm wirken Trypsin und Erepsin aus der Bauchspeicheldrüse und spalten die Peptidketten stufenweise zu Dipeptiden bzw. Aminosäuren. Im folgenden Abschnitt vom Dünndarm wird noch Erepsin gebildet, das die vollständige Spaltung zu Aminosäuren bewirkt. Diese werden über die Darmwand resorbiert und über die Pfortader zur Leber transportiert. Von hier gelangen die Aminosäuren mit dem Blut zu den Zellen. Hier werden sie zu körpereigenen Eiweißen aufgebaut.

Wie alle anderen Nährstoffe unterliegen auch die Eiweißstoffe einem ständigen Auf- und Abbau. Beim Abbau in der Zelle muss zunächst die Aminogruppe abgespalten werden, bevor das Kohlenstoffgerüst zu Kohlenstoffdioxid und Wasser abgebaut werden kann. Die Aminogruppen werden in der Leber zu Harnstoff umgebaut. Der Harnstoff wird über die Niere ausgeschieden. Beim Abbau entstehen pro 1 g Eiweiß 17 kJ (4,1 kcal) Energie.

Empfehlungen zur Bedarfsdeckung

Der Eiweißbedarf ist im Kindesalter ganz entscheidend vom Wachstum abhängig. So beträgt er im Durchschnitt des ersten Lebensjahres 2,2 g/kg Körpermasse, in den ersten drei Lebensmonaten, in denen der größte Wachstumszuwachs erfolgt, sogar 2,3 g/kg Körpermasse. Bereits gegen Ende des ersten Lebensjahres nimmt der Bedarf – bezogen auf kg Körpergewicht – ab und beträgt im Erwachsenenalter nur noch 0,8 g/kg Körpermasse. Erst mit zunehmendem Alter steigt der

Gruppe	Bestandteile	Vorkommen	Eigenschaften
Globuläre Eiweißstoffe	Albumine	Ei, Fisch Milch, Gemüse	wasserlöslich, gerinnen bei 70 °C
Globuläre Proteine	Globuline	Muskelfleisch, Fisch, Milch, Ei, Hülsenfrüchte, bes. Soja, Getreide	löslich in verdünnten Salzlösungen, gerinnen bei 70 °C
	Klebereiweiß (Gluten)	Getreide, Mehl und Mehlprodukte	wasserunlöslich, quellen und binden Wasser, gerinnen bei 70° C
Gerüstei- weißstoffe	Kollagene	Knochen, Knorpel Bindegewebe, Gelatine	wasserunlöslich, werden durch längeres Kochen mit Säure gelöst
Skleroproteine	Keratine	Horn, Haare, Federn, Wolle	unlöslich und unverdaulich
	Elastine	Bindegewebe, Sehnen	unlöslich
Phosphopro- teide	Protein	Milch, Milchprodukte	gerinnt durch Säure im Magen
Casein	Phosphorsäure		Gerinnung durch Lab
Chromopro- teide Hämoglobin – Myoglobin	Protein und Farbstoff	Blut, Fleisch	Hämoglobin ist für den Sauerstofftransport von der Lunge zu den Zellen verantwortlich
Glykoproteide	Protein und Kohlenhydrate	Speichel, Mund, alle Schleimhäute	schützen Schleimhäute
Lipoproteide	Protein und Fette	Blut	Trägersubstanz für Fette und fettähnliche Stoffe
Nucleoproteide	Protein und Nucleinsäure	Zellkerne, Hülsenfrüchte, Innereien	am Aufbau der Gene beteiligt

Bedarf wieder etwas an, um den frühen Zellabbau zu bremsen und die schlechtere Resorption im Darmtrakt auszugleichen.

Im Gegensatz zu Fetten und Kohlenhydraten können Eiweißstoffe laut Schulmedizin im menschlichen Organismus nicht gespeichert werden. Zwar verfügt der Körper über einen kleinen Aminosäurebestand, aus dem kurzfristig Aminosäuren zum Aufbau von Eiweiß herangezogen werden können. Dies ist jedoch nur ein kleiner und unbeständiger Vorrat, der keineswegs zum Aufbau der körpereigenen Eiweißstoffe ausreicht. Sie müssen also täglich aufgenommen werden.

Eiweißstoffe kommen sowohl in tierischen als auch in pflanzlichen Lebensmitteln vor. Besonders eiweißreich sind Käse (35 %), Fleisch (20 %), Fisch (20 %), Eier (7 %), Milch (3,5 %) und Milchprodukte sowie Hülsenfrüchte (35 %). Auch Getreideprodukte (10 %) und Nüsse (25 %) weisen noch größere Mengen an Eiweiß auf. Alle anderen Lebensmittelgruppen enthalten dagegen vergleichsweise wenig.

Mit Eiweißstoffen sollten 10–15 % des Gesamtenergiebedarfs gedeckt werden.

Da eiweißreiche tierische Produkte häufig vergleichsweise viel Fett einer ungünstigen Fettsäurenzusammensetzung enthalten, ist es ideal, wenn das Verhältnis von pflanzlichen zu tierischem Eiweiß 2/3 : 1/3 beträgt. Kinder sollten immer die Hälfte ihres Eiweißbedarfs über tierische Lebensmittel decken.

Eiweißstoffe in der Nahrungszubereitung

Bei vielen Verfahren der Vor- und Zubereitung von Speisen werden Eiweißstoffe denaturiert. Dies gilt für alle Garmethoden unter Wärmeeinwirkung.

Aber auch Säuren, Alkohol oder Schwermetalle führen zu einer Gerinnung der Proteine.

Zusammen mit Wasser sind Eiweißstoffe quellbar, das heißt, sie lagern Wassermoleküle zwischen ihre Aminosäureketten an. Manchmal ist dies erst nach entsprechender Aufschließung durch Wärme möglich, wie bei der Verwendung von Gelatine.

Werden Lebensmittel gegart, die Albumine oder Globuline enthalten, wie Kartoffeln oder Hülsenfrüchte, so sollte das ungesalzene Garwasser mitverwendet werden. Beim Garen von Kartoffeln bietet sich deshalb das Dämpfen oder Dünsten an. Andernfalls werden die leicht löslichen Eiweißstoffe ausgelaugt und gehen für die Ernährung verloren.

Eiweißstoffe können Schutzkolloidwirkung entfalten. Hierbei schließen sie um andere Stoffe, wie Fette, feine Filme und führen zu stabilen Emulsionen.

Eiklar wird vielfach zum Klären von Brühen verwendet. Beim Erhitzen gerinnen die Eiweißstoffe und ziehen die Trübstoffe mit nach oben. Leider wird beim Klären auch das geronnene Eiweiß abgeschöpft, sodass diese Methode unter ernährungsphysiologischen Gesichtspunkten abzulehnen ist. Auch Weißweine werden mit Eiweiß „geschönt".

Zur Lockerung von Speisen verwendet man Eischnee. Er bleibt besonders stabil, wenn ihm wenige Tropfen Zitronensaft oder eine Prise Salz zugesetzt wird.

Eiweißstoffe sind ein idealer Nährboden für Mikroorganismen. Ihre Tätigkeit führt zur Zersetzung, bei der charakteristische Farb- und Geruchsveränderungen auftreten. Verdorbene, eiweißreiche Lebensmittel können zu schweren Vergiftungen führen.

Der Eiweißkonsum sollte reduziert werden

Eiweiß im Überfluss, vor allem tierisches Eiweiß, kennzeichnet die typische Ernährungsweise in den Industrienationen. Zwar ist Eiweiß ein lebensnotwendiger Nährstoff, doch müssen wir unseren Eiweißbedarf nicht vorwiegend über tierische Lebensmittel decken. Das Verhältnis von pflanzlichen zu tierischen Eiweißlieferanten sollte 2/3 zu 1/3 betragen. In der Realität sieht es genau umgekehrt aus. Darüber hinaus ist die Gesamtaufnahme von Eiweißstoffen deutlich zu hoch.

Während die Deutsche Gesellschaft für Ernährung Frauen eine Eiweißaufnahme von 45 g pro Tag und Männern von 55 g pro Tag empfiehlt, liegt die tatsächliche Aufnahme hier bei uns bei 85 g bzw. 108 g pro Tag.

Betrachtet man die gesamte Bevölkerung im Durchschnitt, so werden 65 % des Eiweißes aus tierischen Lebensmitteln und dabei vor allem aus Fleisch und Fleischerzeugnissen aufgenommen. Ein Zuviel an tierischem Eiweiß ist nach Ansicht zahlreicher Wissenschaftler maßgeblich an der Entstehung von Übergewicht, Herz- und Gefäßkrankheiten sowie einem erhöhten Cholesterinspiegel beteiligt. Bei Personen mit entsprechender Veranlagung kann sogar Gicht ausgelöst werden; auch die Bildung von Nierensteinen kann die Folge sein.

Milch und Milchprodukte

Milch enthält, ähnlich wie Ei und Getreidekorn, viele Nähr- und Wirkstoffe, die wir zum Wachsen und Leben brauchen. Allerdings ist die Kuhmilch in der heutigen Zeit immer problematischer geworden, weil sie viele Menschen nicht mehr so gut vertragen. Das ist wohl auf Lactasemangel sowie auf die veränderte Pflege, Haltung und Fütterung der Tiere zurückzuführen. Daher werden bei vielen bestehenden Kuhmilchunverträglichkeiten Schafsmilch und ihre Produkte besser vertragen.

Milcheiweiß ist besonders hochwertig (3,5 %). Von den drei in der Milch enthaltenen Eiweißarten – Casein, Albumin und Globulin – ist Casein – auch Käsestoff genannt – mit 75 % der Gesamteiweißstoffe am meisten vertreten.

Milchfett ist besonders bekömmlich, weil es schon bei Körpertemperatur schmilzt und daher sehr leicht verdaulich ist. Zudem können die Verdauungssäfte besonders gut angreifen, da das Fett sehr fein in der Milch verteilt ist. Daneben ist das Milchfett Träger der fettlöslichen Vitamine A und D. Es enthält ferner Lecithin, das für die Nerven und Gehirn ein wichtiger Aufbaustoff ist.

Kohlenhydrate sind als **Milchzucker** in der Milch enthalten, der in reiner Form sehr wenig Süßkraft hat. Seine günstigen physiologischen Eigenschaften machen ihn in der Säuglingsnahrung und bei der Arzneimittelherstellung unentbehrlich. Durch die Darmbakterien wird ein Teil des Milchzuckers in Milchsäure umgewandelt, die dann wiederum Fäulnisprozesse im Darm verhindern hilft. Außerdem wird dadurch die Aufnahme von Calcium, Phosphor und Magnesium günstig beeinflusst. Der Milchzucker, der nicht zu Milchsäure vergoren wird, wird zu Traubenzucker umgewandelt und als Energiespender genutzt.

Mineralstoffe und Vitamine runden das Bild des vollwertigen Lebensmittels ab. Der Gehalt an Calcium und Phosphor, die beide für den Aufbau und Erhalt von Knochen wichtig sind, ist sehr hoch. Reich ist die Milch auch an dem wasserlöslichen Vitamin B2 sowie den fettlöslichen Vitaminen A, Carotin, D und E. Je nachdem, in welchem Maß Molke und Fett getrennt wurden, sinkt der Gehalt der wasserlöslichen oder fettlöslichen Vitamine. So hat z.B. fettarme Milch im Vergleich zur Vollmilch nur noch die Hälfte der fettlöslichen Vitamine.

Einkauf und Lagerung

Rohe Milch ist nur begrenzt haltbar, sie verdirbt sehr schnell. Das bewirken Mikroorganismen, die in der Milch einen idealen Nährboden finden. Früher säuerte Milch sehr rasch. Sie ließ sich dann aber als Dickmilch ansetzen. Das geht heute nicht mehr. Die Milch säuert heute kaum noch; sie fault und wird damit ungenießbar.

Der Grund dafür liegt in den vollmechanisierten und hygienischen Melkmethoden, wobei die Milch beim Melken von der keimreichen Stallluft völlig abschirmt bleibt. Bei diesen Keimen, die früher beim Handmelken in die Milch gelangten, handelte es sich vorwiegend um Milchsäurebakterien, die aus dem Verdauungstrakt der Rinder stammen. Zwar sorgen diese Bakterien für ein schnelles Säuern der Milch, sie waren aber nicht schädlich, sondern unterdrückten die Tätigkeit der Fäulnisbakterien.

- Alle Milcherzeugnisse müssen ein Mindesthaltbarkeitsdatum tragen.
- Milch nicht offen stehen lassen; sie nimmt sehr leicht Fremdgerüche an.
- Milch stets kühl aufbewahren.
- Milch vor Licht schützen. Wertvolle Vitamine werden durch Lichteinwirkung zerstört.

Pasteurisieren, Ultrahocherhitzen, Sterilisieren

Die beste Milch (nach der Muttermilch) ist die Vorzugsmilch oder Babymilch, die strengen Kontrollen unterliegt. Diese Milch sollte – falls nötig – nur im Wasserbad erwärmt werden.

Pasteurisieren heißt das Verfahren, mit dem alle Frischmilchsorten, die im Handel angeboten werden, behandelt werden müssen. Zur Vernichtung von Mikroorganismen wird die Milch kurz auf 62 °C bis 74 °C erhitzt. Anschließend wird sie 4 °C bis 5 °C heruntergekühlt. Es ist immer noch die beste Methode, Milch keimarm und damit haltbarer zu machen, da hierbei kaum Nährstoffverluste eintreten und der frische Geschmack erhalten bleibt. Außerdem ist pasteurisierte Milch leichter verdaulich.

Ultrahocherhitzen ist ein Verfahren, das für wochenlange Haltbarkeit der Milch sorgt. Dazu wird die Milch bis zu 10 Sekunden lang auf Temperaturen zwischen 135 °C und 150 °C gebracht und anschließend sofort abgekühlt. Sämtliche lebende Keime werden dabei abgetötet. Nährstoff- und Geschmacksverluste sind zwar höher als beim Pasteurisieren, aber geringer als beim Abkochen der Milch. Die Milch wird in sterile, lichtgeschützte Packungen und als so genannte H-Milch angeboten. Bei Zimmertemperaturen ist H-Milch ungeöffnet mindestens 6 Wochen haltbar.

Sterilisieren verwandelt die Milch in eine Konserve, die bis zu einem Jahr ohne Kühlung haltbar ist. Dabei wird die Milch etwa 20 Minuten lang bei 110 °C bis 120 °C dauererhitzt. Darunter leiden allerdings Geschmack und Nährwert. Die essenzielle Aminosäure Lysin geht mit den Kohlenhydraten eine Verbindung ein und ist dann nicht mehr für den Körper nutzbar. Darum darf Sterilmilch nicht in der Säuglingsnahrung verwendet werden.

Milcherzeugnisse

Für die Ernährung des Menschen wird vorwiegend Kuhmilch verwendet, aber auch in immer stärkerem Maße die Milch von Ziegen und Schafen, in anderen Ländern auch die Milch von Eseln, Stuten, Kamelen, Büffeln und Rentieren.

An Kohlenhydraten ist in der Milch hauptsächlich Milchzucker enthalten. Hier ist anzumerken, dass bei 5 % der Mitteleuropäer und auch bei vielen anderen Völkern eine Laktoseintoleranz besteht, die zu Durchfall und Gärungserscheinungen führt. Diese Milchzuckerunverträglichkeit darf aber nicht mit einer echten Milchallergie verwechselt werden. Das am häufigsten bekannte Kohlenhydratmalabsorptionssyndrom ist der Laktasemangel mit dem klinischen Bild der Laktoseintoleranz.

Die Häufigkeit des Laktasemangels (Enzymdefekt) variiert sehr stark. Während in skandinavischen Ländern nur etwa 3 % der Bevölkerung davon betroffen sind, findet man in Afrika und Asien 70 % und in manchen Gegenden bei nahezu

100 % der Bevölkerung einen Enzymdefekt. In Mitteleuropa sind ca. 10 % der Bevölkerung laktasedefizient.

Fast lactosefreie Milchprodukte sind Butter sowie länger gereifte Käsesorten (Schnittkäse), da ein Großteil des Milchzuckers in der Molke zurückbleibt bzw. während des Reifeprozesses abgebaut wird.

Lactosearm sind Milchprodukte wie Topfen (Quark), Hüttenkäse sowie gesäuerte Milchprodukte (Joghurt, Buttermilch, Kefir). Sie werden in kleinen Mengen relativ gut vertragen, da der enthaltene Milchzucker durch die bakterielle Gärung weitgehend abgebaut ist.

Lactosereich sind vor allem unvergorene Milch sowie Speisen, die Milch, Milchpulver oder Milchzucker in größerer Menge enthalten (wie Milchreis, süße Aufläufe, Pudding) sollten gemieden werden. Zu beachten ist, dass auch viele Süßigkeiten Milchpulver enthalten (beispielsweise Nuss-Nougat-Creme).

Zu den Milcherzeugnissen gehören auch Sauermilchprodukte, Magermilch, Molke, Buttermilch, Sahne (Rahm), Kondensmilch und Trockenmilch.

Sauermilchprodukte entstehen durch Gerinnung der Milch. Zugesetzte Milchsäurebakterien wandeln den Milchzucker in Milchsäure um, die das Milcheiweiß (Casein) gerinnen lässt.

Joghurt und Dickmilch werden aus pasteurisierter Milch unter Zusatz bestimmter Bakterienkulturen hergestellt. Bioghurt ist eine Weiterentwicklung des Joghurts. Das Besondere ist der Zusatz von Bakterienkulturen, die auch im Mund und Darm des Menschen vorkommen. Bioghurt bildet keine Bitterstoffe während der Lagerung und säuert weniger nach. Sowohl Joghurt als auch Bioghurt gibt es in vier Fettgehaltsstufen: 0,3 %, 1,5 %, 3,5 % und 10 %.

Bei Kefir wird die Milch mit speziellen Kefirkulturen gesäuert. Kefir hat einen süßsauren, leicht prickelnden Geschmack. Hierfür ist ein geringer Gehalt an Alkohol und Kohlensäure verantwortlich.

Buttermilch entsteht als Rückstand bei der Verbutterung von Rahm. Es werden keine zusätzlichen Säurekulturen verwendet. Der Fettgehalt der Buttermilch liegt zwischen 0,3–1%. Sie enthält hochwertiges Milcheiweiß und reichlich Calcium. Sie ist leicht verdaulich und fördert die Verdauungsvorgänge. Alle Sauermilcherzeugnisse sind bekömmlicher als ungesäuerte Milch und wirken generell verdauungsfördernd. Durch Zusätze von gezuckerten Früchten, Sirup oder Sahne werden die Sauermilchprodukte energiereicher als ihr Ausgangsprodukt. Das muss vor allem bei bestimmten Diätformen, wie bei einer Reduktionskost oder bei gewissen Unverträglichkeiten der Zusätze, berücksichtigt werden.

Sahneerzeugnisse

Sahne wird durch Zentrifugieren von Milch gewonnen; Magermilch wird dabei ausgeschieden. Zu den Sahneprodukten rechnet man Kaffeesahne, saure Sahne und Schlagsahne. Kaffeesahne muss mindestens 10% Fett enthalten. Sie wird sterilisiert oder ultrahocherhitzt im Handel angeboten.

Saure Sahne entsteht durch Säuerung von Rahm mit Milchsäurebakterien. Ihr Fettgehalt beträgt 10%. Das Gesetz verbietet, sauer gewordene Sahne als „Saure Sahne" zu deklarieren. Schlagsahne enthält 30% oder 10% Fett. Zum Schlagen ist sie am besten bei Temperaturen unter +5°C (Kühlschranktemperatur) geeignet. Sie darf aber nicht zu frisch sein.

Konservierte Erzeugnisse

Die wichtigsten sind Milchpulver und Kondensmilch. Milchpulver wird aus unterschiedlichen Milchsorten oder Sahne hergestellt (Vollmilchpulver). Dabei wird die Milch zunächst eingedickt und dann in Luft zerstäubt und getrocknet. Die Gefriertrocknung ist am schonendsten. Luftdicht verschlossen ist Milchpulver bis zu einem Jahr lagerfähig.

Kondensmilch ist eingedickte, homogenisierte und durch Sterilisieren haltbar gemachte Milch. Sie wird gezuckert und ungezuckert hergestellt. Ungezuckerte Kondensmilch wird in 3 Fettgehaltsstufen angeboten: 7,5 %, 10 %, und 1 % (Kondensmagermilch). Kondenssahne enthält 15 % Fett. Ungeöffnete Kondensmilch ist über 1 Jahr lang haltbar. Geöffnete Dosen müssen schnell verbraucht werden, damit keine Anreicherung mit Zinn erfolgt.

Käse

Durch den hohen Gehalt an leicht verdaulichem Milcheiweiß ist Käse tagsüber ein sehr wertvolles Nahrungsmittel. Am Abend sollte man damit vorsichtiger umgehen, da die Verdauungsleistung eingeschränkt ist. Käse enthält mehr Eiweiß als Hühnerei und andere Nahrungsmittel. Daneben enthält Käse aber auch viele Mineralstoffe und Vitamine. Nennenswert sind hier besonders Calcium und Phosphor – die Grundstoffe für den Knochenbau: 100 g Hartkäse (Labgerinnung) können den Tagesbedarf eines männlichen Jugendlichen an Calcium decken. Bei Camembert oder Brie ist der Calciumgehalt geringer.

Käse ist ein Milchprodukt, das durch Ausfällen des Caseins – durch Säuerung und durch Zusatz von Labenzym – aus der Milch gewonnen wird. Dabei kann Kuh-, Schaf- oder Ziegenmilch verwendet werden.

Sauermilchkäse enthalten weniger Mineralstoffe, da diese bei der so genannten „Dicklegung" – der Milchsäuregerinnung – in die Molke wandern. Empfehlenswert ist es, Käse gemeinsam mit Vollkornbrot zu verzehren. Käse ist reich an der essenziellen Aminosäure Lysin sowie an Vitamin B2 und Calcium. Er enthält jedoch wenig Vitamin B1 und Eisen. Vollkornbrot dagegen enthält viel Vitamin B1 und Eisen, aber wenig Lysin. Es ist also eine ideale Kombination.

Frischkäse sind Käse ohne Reifung. Je nach gewünschtem Fettgehalt wird Vollmilch oder Milch mit Sahne verwendet. Die fertigen Produkte sind dann Quark (verschiedene Fettgehaltsstufen), Rahm- oder Doppelrahmkäse.

Einkauf von Käse

Einteilungsmerkmale sind neben der Herstellungsart und verwendeten Milchart vor allem der Wasser- und Fettgehalt. Entsprechend dem Wassergehalt teilt man sechs Gruppen ein: Frischkäse, kurz gereifter Käse (Sauermilchkäse), Weichkäse, halbfester Schnittkäse, Schnittkäse und Hartkäse.

Zieht man von der Käsemasse den Wassergehalt ab, erhält man die Trockenmasse, die sich wiederum in Fett und fettfreie Trockenmasse unterteilen lässt. Die Trockenmasse ist also die Substanz, die übrig bleibt, wenn dem Käse das Wasser entzogen ist.

Die Prozentangabe „Fett i.Tr." geteilt durch zwei – also halbiert – ergibt in etwa den Fettanteil in Gramm auf 100 g Käse.

Hühnereier

Als Eier gelten laut Lebensmittelgesetz ausschließlich Hühnereier. Hauptbestandteile des Eies sind Dotter, Eiklar und Schale. Die Zusammensetzung von Eigelb und Eiklar weist erhebliche Unterschiede auf. Insgesamt enthalten Eier bis zu 10 % Eiweiß, 10 % Fett, 1 % Kohlenhydrate sowie Mineralstoffe und Vitamine. Auch hier kommt es in Bezug auf Qualität und Geschmack auf artgerechte Tierhaltung an.

Das Eigelb ist wesentlich eiweißreicher als das Eiklar. Außerdem enthält es die fettlöslichen Vitamine A und E und erheblich mehr Vitamine B1 und B2. Das Besondere am Eiweiß ist seine hohe biologische Wertigkeit, sie liegt bei 94 %. Kein anderes Lebensmittel, auch nicht Milch oder Fleisch, versorgt uns mit einem derart kompletten Satz an essenziellen Aminosäuren. Allerdings ergänzen sich einige Lebensmittel so perfekt, dass sie auf die gleiche Wertigkeit kommen wie das Ei. Ideale Kombinationen sind beispielsweise Bohnen mit Mais, Nudeln mit Käse oder Linsen mit Reis. Unser Proteinbedarf lässt sich also auch auf direktem Wege mit Hülsenfrüchten und Getreide decken – beides Lebensmittel, die vorher in großen Mengen an Hühner verfüttert werden müssen, ehe wir Eier essen können.

Rohes Eiklar entzieht dem Körper Vitamin H (Biotin). Ursache ist das Protein Avidin, das mit dem Biotin einen unverdaulichen Komplex bildet. Wird Avidin erhitzt, verliert es diese Fähigkeit, der Körper kann Biotin verwerten. Beim Verzehr von Eiern ist der sehr hohe Choleringehalt zu beachten. Ein Ei mit 60 g enthält 340 mg Cholesterin. Das Eigelb enthält außerdem die Mineralstoffe Calcium, Phosphor, Eisen und die Vitamine A, D, E, K und die Vitamine der B-Gruppe. Alle Nähr- und Wirkstoffe können vom Körper gut verwertet werden.

Die Verdaulichkeit des Hühnereies hängt von der Art der Zubereitung ab. Ein weich gekochtes Ei ist leicht verdaulich und darum in der Krankenkost geschätzt. Harte und gebratene Eier sind schwerer verdaulich. Im Durchschnitt isst heute jeder Deutsche fünf bis sechs Eier pro Woche. Ein bis zwei Stück je Woche reichen aber völlig aus.

Geflügel

Eine einheitliche Bewertung von Geflügel ist nicht möglich, denn man muss zwischen dem fettreichen und schwer verdaulichen Fleisch von Gans und Ente und dem fettarmen und leicht verdaulichen Fleisch von Huhn und Pute – mit oder ohne Haut – unterscheiden.

Rund 3500 kJ (830 kcal) muss man für eine Portion Entenbraten ohne Beilagen rechnen; für eine Portion Gänsebraten sind es dann schon rund 5500 kJ (1300 kcal). Der Energiegehalt des Bratens wird natürlich weniger, wenn man die fette Haut entfernt und das Fett von der Soße abschöpft.

Wirklich energiearm ist nur die Putenbrust mit rund 420 kJ (100 kcal) pro 100 g (ohne Hautanteil). Mit einem Proteingehalt von rund 24 % ist Putenbrust das eiweißreichste Fleisch überhaupt. Für Diätzwecke ist sie also sehr gut geeignet.

Bei den Inhaltsstoffen von Geflügel sind die Vitamine der B-Gruppe sowie Niacin wichtig.

Einkauf und Lagerung

- Frisches Geflügel erkennt man an spitzen Krallen, hellrotem Schnabel und festem Fleisch.
- Die Fütterung und Bodenhaltung bestimmt den Geschmack entscheidend.
- Bei tiefgefrorenem Geflügel auf einwandfreie Verpackung ohne Löcher und Risse achten. Gefrierbrand entsteht, wenn zu viel Luft an das Fleisch gelangt. Die weißlichen Stellen im Fleisch sind zwar nicht schädlich, sie sind aber zäh und trocken.
- Keine Ware kaufen, die einmal aufgetaut war. Das sieht man an der Schneebildung oder am wieder eingefrorenem Fleischsaft, der sich sichtbar ablegt.
- Nur aus gepflegten Truhen kaufen. Sie sollten nicht vereist und auch nicht über die Stapelmarke hinaus gefüllt sein.
- Raumtemperaturen sind zum Auftauen ungünstig, denn dabei vermehren sich am Fleisch haftende Keime sehr schnell. Über Nacht im Kühlschrank auftauen ist empfehlenswert.

Gefrorenes Geflügel

Durch den Gefrierprozess wird das Gewebe beeinträchtigt. Während des Auftauens setzt die Keimvermehrung sofort wieder ein. Bei Geflügel besteht die große Gefahr einer Salmonelleninfektion durch Auftauwasser. Nie bei Zimmertemperatur oder unter fließendem Wasser auftauen, sondern immer im Kühlschrank. An der Oberfläche setzt bereits die Keimvermehrung ein, bevor der Kern vollständig aufgetaut ist. Im Kühlschrank wird dagegen das Keimwachstum – durch die kühle Umgebungstemperatur – deutlich verzögert.

Fleisch

Fleisch ist aufgrund seines Gehaltes an Eiweiß mit einer hohen biologischen Wertigkeit wichtig. Daneben enthält es für die Ernährung wichtige Lipide (Fettstoffe), Mineralstoffe (wie Eisen, Zink) und besonders Vitamine der B-Gruppe. Darüber hinaus kommt dem Fleisch eine gewisse Bedeutung als Energiequelle zu.

Die Qualität von Fleisch ist von der Pflege, Haltung und Fütterung der Tiere abhängig. Artgerechter Tierhaltung ist jedenfalls der Vorzug zu geben.

Fleischsorten

Die wichtigsten Schlachttiere sind Rinder, Kälber, Schweine und Schafe. Je nach Alter und Geschlecht ist das Fleisch ziegelrot bis dunkelrot. Das Fleisch weiblicher Tiere ist zarter, heller und feinfaseriger. Das beste Rindfleisch kommt vom Almochsen.

Kälber sind bei der Schlachtung rund 10–14 Wochen alt. Ihr Fleisch ist fest, hellrosa und von wenig Fett durchzogen. Die beste Qualität kommt vom Milchkalb.

Schweine liefern Fleisch von sehr unterschiedlicher Qualität. Hochwertiges Fleisch ist zartrosa. Sehr helles Fleisch ist qualitativ nicht so hochwertig (PSE-Fleisch).

Schafe, dazu gehören auch Lämmer und Hammel, liefern je nach Alter hellrotes bis dunkelrotes Fleisch. Lammfleisch stammt von Tieren, die nicht älter als 12 Monate sind. Es ist besonders zart und hat noch keinen so strengen Geschmack.

Fleisch ist erst dann genießbar, wenn es einen Reifungsprozess durchlaufen hat, also gut abgehangen ist. Das macht das Fleisch auch mürbe. Die Milchsäure spaltet das Milcheiweiß. Der Reifungsprozess bei Schweinefleisch ist nach 48 Stunden abgeschlossen. Rindfleisch muss mindestens 8–14 Tage nach der Schlachtung im Kühlhaus reifen. Wild muss in der „Decke" abhängen, damit sich der typische Geschmack entwickelt.

Unter Fleisch im Sinne des Fleischbeschaugesetzes versteht man alle Teile von geschlachteten oder erlegten warmblütigen Tieren, die zum Genuss für den Menschen bestimmt sind. Die Hauptbestandteile des Fleisches sind das Muskelgewebe, das aus einzelnen Muskelfasern besteht, das Fett- und das Bindegewebe. Bindegewebe besteht aus gerüstbildenden Eiweißstoffen – Kollagene, Elastine –, das sowohl das Fettgewebe als auch das Muskelgewebe umschließt und damit stützt. Vor allem fettes Fleisch enthält ein dichtes Netz aus Bindegewebe, in das Fett eingelagert ist.

Was ist PSE-Fleisch?

Dieses Fleisch ist das Nebenprodukt langjähriger Züchtungserfolge. Rund 30 % der Schlachttiere weisen heute diese Qualität auf – PSE-Fleisch genannt (Pale-Soft-Exudativ = blass-weich-wässrig).

Je mehr Fleisch die Schweine ansetzen, umso schwächer werden auch ihr Herz und ihr Kreislauf und desto stressanfälliger reagieren sie. Beim Transport vom Stall zur Schlachtung kommt es bei stressempfindlichen Schweinen zu Störungen im Zellstoffwechsel, und das wiederum führt zu einer Übersäuerung des Muskels. Die Folge ist eine beschleunigte Fleischreifung nach der Schlachtung. Es entsteht das blasse, weiche, wässrige PSE-Fleisch. Während man die Schweine früher bis zu ca. 150 kg mästete und sich dafür etwa ein Jahr Zeit ließ – bei besserer Haltung und Fütterung –, benötigt das Schwein heute gerade noch 4–6 Monate, um mit etwa 100 kg geschlachtet zu werden.

Beim Reifungsvorgang von Fleisch entsteht durch den Abbau des Glykogens in den Muskelfasern Milchsäure, die dem Fleisch Aroma verleiht. Die fleischeigenen Enzyme wirken auf die Struktur des Fleischeiweißes ein. Das Fleisch wird zart, mürbe und bekommt seinen typischen Geschmack. Wirken die Enzyme jedoch zu lange ein, verdirbt das Fleisch.

Lagerung von Fleisch

Fleisch sollte nicht in Plastikverpackungen aufbewahrt werden. Nach dem Einkaufen also sofort auspacken, damit die Luftzufuhr gewährleistet ist. Zur Aufbewahrung eignen sich am besten Porzellan- oder Metallschüsseln, die mit Klarsichtfolie oder einem Teller abgedeckt werden.

Lagerdauer im Kühlschrank (2 °C – 3 °C):
- rohes Fleisch 4–5 Tage
- zubereitetes Fleisch 2–6 Tage
- rohes Hackfleisch höchstens 6–8 Stunden

Fleisch lässt sich gut tiefgefrieren. Zum Einfrieren das Fleisch in Spezialfolie möglichst luftdicht einpacken und 8–12 Stunden bei mindestens – 25 °C einfrieren lassen.

Lagerdauer im Tiefkühlschrank (– 18 °C)
- Rindfleisch ca. 10–12 Monate
- Schweinefleisch ca. 5–6 Monate
- Lamm-/Hammelfleisch ca. 6–10 Monate
- Kalbfleisch ca. 6–9 Monate
- Hackfleisch ca. 2–3 Monate

Wurstwaren

Wurstwaren bestehen in der Regel aus einem Fleischteig (Brät), dem kleinere oder größere Fleischstücke, Gewürze und Hilfs- und Zusatzstoffe beigefügt werden.

In keinem anderen Land der Erde ist das Angebot von Wurstwaren so groß wie in der Bundesrepublik Deutschland und Österreich. Als Ausgangsmaterial für die Herstellung von Wurstwaren wird, wenn nicht anders bezeichnet, Rind- und Schweinefleisch mit bestimmtem Fett- und Bindegewebsanteil verwendet. Hinzugefügt werden Gewürze sowie Hilfsmittel zur Verarbeitung. Je nach Verarbeitung unterscheidet man 3 große Gruppen:

- Rohwurst
- Brühwurst
- Kochwurst

Ernährungsphysiologische Bedeutung

Fleischerzeugnisse sind in der Regel reich an versteckten Fetten. Viele Würste bestehen zur Hälfte aus Fett, wie Salami, Mettwurst, Leberwurst. Ein Großteil des Fettes, das nicht mit dem Fleisch verkauft werden kann, gelangt so auf den Tisch des Verbrauchers.

Wurstwaren enthalten auch sehr viel Salz. Oft sind sie auch gepökelt, sie werden mit Kochsalz behandelt, dem gleichzeitig Nitrit (Salpeter) zugesetzt wurde. Dadurch erhalten die Wurstwaren eine hitzebeständige, rote Farbe und den typischen Pökelgeschmack. Gleichzeitig erhöht sich durch das Pökeln die Haltbarkeit der Produkte. Problematisch ist, dass Nitrite mit bestimmten Eiweißstoffen reagieren und dabei Nitrosamine bilden können, die als Krebs erregend gelten.

Die Nitrosaminbildung ist bei über 170 °C besonders groß. Darum sollte bei gepökelter Ware auf ein Grillen oder Braten verzichtet werden. Die neue Kennzeichnungsverordnung für Lebensmittel schreibt für gepökelte Fleischerzeugnisse den Hinweis „mit Nitritpökelsalz" vor.

Fisch

Fisch stellt ein äußerst wertvolles Nahrungsmittel dar, das durch seine Zusammensetzung und einem idealen Gehalt an notwendigem Eiweiß, essenziellen Fettsäuren, Mineralstoffen, Spurenelementen und Vitaminen den meisten Nahrungsmitteln überlegen ist.

Fisch ist in erster Linie ein bedeutender Eiweißlieferant. Der Fettanteil ist im Verhältnis zum Eiweißgehalt bei den meisten Fischarten gering. Auch Kohlenhydrate sind bei den meisten Fischarten gar nicht oder nur in Spuren vorhanden.

Fischfleisch ist leichter verdaulich als das Fleisch vieler Warmblütler, weil es nur sehr wenig Bindegewebe enthält. Dieses hat bei Landtieren eine Stützfunktion zu erfüllen. Der Fischorganismus ist darauf nicht angewiesen, weil er ständig vom Wasserdruck umgeben ist, der in diesem Fall die Stützfunktion ausübt. Das im Fisch enthaltene Fett ist wegen seines Gehaltes an essenziellen Fettsäuren besonders wertvoll. Generell sind Fischöle reich an Vitamin A und D sowie an Omega-3-Fettsäuren.

Die biologische Wertigkeit von Fischeiweiß ist selbst dem Eiweiß in der Milch um vieles überlegen. Neben dem Spurenelement Jod ist der hohe Gehalt an Mineralstoffen wie Kalium, Eisen und Phosphor hervorzuheben. Nicht zu Unrecht gelten Fische und Meerestiere seit Jahrhunderten als edle und nahrhafte Delikatessen.

Eine Heringsmahlzeit enthält beispielsweise das Mehrfache eines Tagesbedarfs an Vitamin D. Aber auch die Vitamine der B-Gruppe sind in nennenswerten Mengen enthalten. Ernährungsphysiologisch wertvoll ist auch der Gehalt an Jod. 200 g Kabeljaufilet decken den Jodbedarf von mindestens 2 Tagen. 200 g Schellfisch decken den Bedarf von 5 Tagen. Zwei Seefischmahlzeiten in der Woche sind also geeignet, vor allem in Gebirgsgegenden, die durch Jodmangel bedingte Kropferkrankung zu verhüten.

Einkauf

Beim Einkauf von Frischfisch gibt es Anzeichen, an denen man erkennen kann, ob es sich um frischen Fisch handelt:

- Das Auge muss klar und glänzend sein und leicht hervorstehen.
- Die Kiemen müssen hellrot oder dunkelrosa sein – auf keinen Fall braun oder graurot.
- Die Schuppen müssen fest und glatt anliegen.
- Das geronnene Blut im Innern darf sich nicht schwarzbraun verfärbt haben.
- Frischer Fisch ist immer fest und elastisch. Berührt man ihn mit den Fingern, dürfen keine Abdrücke zurückbleiben.
- Fisch muss frisch riechen und nicht nach Ammoniak; intensiver Fischgeruch ist ein Hinweis auf lange Lagerzeiten.

Lagerung

Fische verderben wegen ihres hohen Wassergehaltes und ihrer trockenen Muskulatur sehr schnell. Deshalb ist frischer Fisch stets kühl zu lagern. Bewahren Sie den Fisch am kältesten Ort im Kühlschrank auf. Zum Einfrieren eignen sich nur frisch gefangene Fische. Seefisch sollte nur eingefroren werden, wenn das Einfrieren unmittelbar nach dem Fangen möglich ist. Vor dem Einfrieren sollten sie den Fisch ausnehmen und, wenn nötig, entschuppen.

Gemüse und Obst

Zu den leichtesten Kohlenhydraten und wirkstoffreichsten Lebensmitteln gehören Obst und Gemüse. Sie enthalten viele Vitamine, insbesondere Vitamin C und Carotin. An Mineralstoffen enthalten Obst und Gemüse vor allem Eisen, Phosphor, Kalium, Magnesium und Calcium.

Daneben finden wir im Allgemeinen einen hohen Gehalt an Ballaststoffen und zahlreiche verschiedene Geschmacksstoffe, die zu einer abwechslungsreichen Kost beitragen. Der Geschmack ist beispielsweise auf organischen Säuren wie Apfelsäure, Zitronensäure oder Oxalsäure zurückzuführen. Aber auch bestimmte Aminosäuren und die Carotinoide sind an der Geschmacksbildung beteiligt. Einige Gemüsearten wie Radicchio oder Endivie, bei Obst vor allem Grapefruit, weisen ausgeprägte Bitterstoffe auf, die jedoch verdauungsfördernd wirken.

Bei Überreife können sich zusätzlich unerwünschte Bitterstoffe bilden. Gurken, Kürbisse und Melonen können auf diese Weise genussuntauglich werden.

Fast immer bestehen Obst und Gemüse – ähnlich wie die Erde und auch wir Menschen – zu mehr als 70 % ihres Eigengewichtes aus Wasser. Sie sind daher meistens energiearm. Eine Ausnahme bilden Nüsse. Ihr Wassergehalt liegt bei lediglich 5–6 %, ihr Fettgehalt bei 60 % und ihr Eiweißgehalt bei 13–20 %; sie sind also energiereich. Das Fett der Nüsse weist einen vergleichsweise hohen Gehalt an mehrfach ungesättigten Fettsäuren auf (20–40 %). Eiweißstoffe enthalten viele essenziellen Aminosäuren.

Der Gemüse- und Obstverzehr deckt etwa:

- 50 % des Vitamin A-Bedarfs
- 10 % des Vitamin B1- und Vitamin B2-Bedarfs
- 75 % des Vitamin C-Bedarfs
- 25 % des Kaliumbedarfs
- 10 % des Calcium- und Phosphatbedarfs
- 33 % des Eisenbedarfs

Die Bedeutung des Verzehrs von Gemüse und Obst liegt also im hohen Vitamin- und Mineralstoffgehalt und an den wichtigen Ballaststoffen.

Gemüse

Nach dem Lebensmittelgesetz sind Gemüse Pflanzen und Pflanzenteile, die roh, gekocht oder konserviert verzehrt werden. Pilze werden ebenfalls zu den Gemüsen gezählt. Gemüse teilt man je nach verwendetem Pflanzenteil in unterschiedliche Gruppen ein:

- Wurzelgemüse, wie Möhren, Sellerie, Meerrettich, Rettich, Radieschen, rote Beete, Petersilienwurzeln, Pastinaken, gelbe Rüben
- Salatgemüse, wie Kopf-, Endivien-, Feldsalat, Spinat, Mangold, Gartenkresse, Rucola
- Kohlgemüse, wie Blumenkohl, Rosenkohl, Chinakohl, Brokkoli, Weißkohl, Rotkohl, Wirsing, Grünkohl
- Zwiebelgemüse, wie Zwiebeln, Lauch, Schnittlauch, Knoblauch
- Fruchtgemüse, wie Gurken, Tomaten, Paprika, Melonen, Kürbisse
- Stängel- und Sprossengemüse, wie Kohlrabi, Spargel, Rhabarber, Chicoree, Petersilie
- Exotische Gemüse, wie Artischocken, Auberginen, Gemüsefenchel, Zucchini, Radicchio

Es gibt zahlreiche Arten von Pilzen, jedoch werden nur wenige verzehrt. Die bekanntesten sind Steinpilze, Champignons und Pfifferlinge. Sie bestehen zu 80 % aus Wasser und zeichnen sich in erster Linie durch ihren hohen Mineralstoffgehalt aus. Leider speichern sie auch giftige Schwermetalle. Pilze besitzen als Gerüstsubstanz Chitin, dieses ist für die Menschen nicht verwertbar und bedingt, dass sie schwerer verdaulich sind.

Gemüseerzeugnisse

Gemüse kommt sterilisiert als Vollkonserve, gesäuert als Sauerkraut oder Essiggurken, tiefgefroren oder getrocknet in den Handel.

Bei sterilisiertem Gemüse und den Trockenprodukten ist aufgrund des Herstellungsprozesses eine Minderung des Vitamin-Gehaltes erfolgt. Sauerkonserven und Tiefkühlkost weisen ebenfalls Verluste auf, sind aber oft tagelang herumstehendem Frischgemüse (Spinat) vorzuziehen, da ihr Wertigkeitsverlust bei 10 % liegt.

Der Vitamingehalt der verzehrfertigen Speisen ist nicht zuletzt jedoch von den anschließenden Zubereitungsverfahren abhängig. So weist Tiefkühlkost eine verkürzte Garzeit auf, sterilisierte Waren müssen nur kurz erwärmt werden.

Ernährungsphysiologische Bedeutung

Gemüse liefert für die Ernährung und Verdauung wichtige Ballaststoffe. Besonders reich an Ballaststoffen sind grüne Bohnen, Broccoli, Erbsen, Grün-, Rot- und Weißkohl, Schwarzwurzel, Sellerie, Rosenkohl.

Eine ballaststoffarme Kost, typisch für Industrienationen, führt in den meisten Fällen zur Verstopfung, langfristig vermutlich zu Darmkrebs. Dickdarmkrebs tritt zum Beispiel in der westlichen Welt besonders häufig auf. Ein Zusammenhang mit der Ernährungsweise gilt als erwiesen. Dabei stellt die Höhe des Gemüseverzehrs natürlich nur einen, eventuell aber entscheidenden Faktor dar.

Besonders reich an Mineralstoffen sind Grünkohl, Möhre, Rosenkohl und Schwarzwurzeln. Allerdings ergeben sich je nach Mineralstoff erhebliche Unterschiede. Der Calciumgehalt liegt vor allem bei Grünkohl, Broccoli, Mangold und Spinat sehr hoch. Der Eisengehalt ist bei Spinat, Petersilie und Feldsalat hoch. Ebenso unterschiedlich ist der jeweilige Vitamingehalt der verschiedenen Gemüsearten. Für die meisten Gemüsearten sind auch Heilwirkungen nachgewiesen. So senken beispielsweise Tomaten den Blutdruck, Möhren, Zwiebel und Knoblauch wirken entzündungshemmend im Verdauungstrakt und fördern zudem die Blutbildung.

Das Nitratproblem

Über die Hälfte der täglich aufgenommenen Nitratmengen erfolgt über Gemüse. Die Nitratanreicherung in Gemüse ist eine Folge von Überdüngung. Es gibt Gemüsesorten, die sich besonders leicht mit Nitrat anreichern. Nitrat wird vor allem in den Blattrippen gespeichert; diese sollten Sie also beim Verzehr möglichst entfernen.

Nitrat wird im Körper zu Nitrit umgewandelt, das sich dann mit bestimmten Eiweißstoffen zu Nitrosaminen verbinden kann. Diese sind eindeutig Krebs erregend.

Pflanzen benötigen zum Wachstum Stickstoff, den sie vorwiegend über die Wurzel aus dem Boden aufnehmen. Ein Teil des Nitratstickstoffes wird sofort in den Wurzeln und Blättern assimiliert, während der übrige Teil je nach Pflanzenart mehr oder weniger stark in den dafür vorgesehenen Organen, dem Strunk, den Stielen und Rippen, gespeichert wird. Lichtmangel im Winter führt zu vermehrter Nitratanreicherung.

Das Wissen um die Schadstoffbelastung sollte aber auf keinen Fall dazu führen, den Gemüseverzehr einzuschränken. Vielmehr sollte auf **biologisch angebautes Gemüse** geachtet werden, das unbehandelt und nahezu schadstofffrei ist. Wir essen immer noch zu wenig Gemüse. 50–60 % unserer täglichen Nahrung sollte aus Gemüse und Obst bestehen. Im statistischen Durchschnitt beträgt die tägliche Menge nur 8 % der gesamten Nahrungsaufnahme.

Nitratgehalt im Gemüse

1 g–5 g pro kg	Chinakohl, Endivien, Eisbergsalat, Feldsalat, Fenchel, Grünkohl, Kopfsalat, Kresse, Mangold, Radieschen, Rhabarber, Rettich, Rote Rübe, Spinat, Weißkraut, Wirsing
0,5 g–1 g	Blumenkohl, Kohlrabi, Lauch, Möhren, Rotkraut, Sellerie, Zucchini

unter 0,5 g	Aubergine, Banane, grüne Bohnen, Broccoli, Chicoree, Erbsen, Gurke, Kartoffel, Knoblauch, Kürbis, Paprika, Rosenkohl, Spargel, Tomate, Zwiebel

Obst

Unter Obst versteht man die essbaren Früchte und Samen mehrjähriger Pflanzen. Es lässt sich in folgende Gruppen einteilen:

Steinobst: wie Kirschen, Aprikosen, Pflaumen, Mirabellen, Pfirsiche

Kernobst: wie Äpfel, Birnen, Quitten

Beerenobst: wie Johannisbeeren, Stachelbeeren, Erdbeeren, Himbeeren, Brombeeren, Preiselbeeren, Heidelbeeren, Weintrauben

Südfrüchte: wie Apfelsinen, Zitronen, Grapefruits, Bananen, Ananas

Schalenobst: wie Mandeln, Walnüsse, Haselnüsse, Erdnüsse, Esskastanien, Cashewnüsse, Kokosnüsse, Paranüsse, Pistazien

Exotisches Obst: wie Avocado, Guave, Kiwi, Kaktusfeige, Litschi, Mango, Papaya, Passionsfrucht (Maracuja)

Obsterzeugnisse sind Trockenobst, kandierte Früchte, tiefgefrorenes Obst, Konfitüren, Marmeladen, Gelees und Säfte

Trockenobst und *kandierte Früchte* sind häufig geschwefelt. Der Vitamingehalt ist aufgrund der Herstellung vermindert

Tiefgefrorenes Obst weist von den Inhaltsstoffen her nur geringe Unterschiede zur Frischware auf.

Obstkonserven, Konfitüren, Gelees und Marmeladen enthalten aufgrund der Wärmebehandlung weniger Vitamine

Ernährungsphysiologische Bedeutung

Der Nährstoffgehalt von Obst ist sehr unterschiedlich. Auch hier entscheidet der Einkauf. Biologisch angebautes, heimisches, gut ausgereiftes Obst zur richtigen Jahreszeit geerntet, hat die besten Werte und den besten Geschmack.

Wie Gemüse enthält auch Obst zwischen 75 % und 95 % Wasser. Schalenobst (Nüsse) enthält beachtliche Mengen an Fett und Eiweiß. In Bananen und Trauben sind größere Mengen an Kohlenhydraten enthalten.

An Vitaminen sind in erster Linie Ascorbinsäure und Carotin, an Mineralstoffen Phosphor, Magnesium und Kalium vertreten. Die jeweiligen Werte können jedoch, abhängig von Sorte, Standort und Düngung, erhebliche Schwankungen aufweisen.

Der Obstverbrauch liegt in der Bundesrepublik höher als der Gemüseverzehr. Obst wird aber weniger zu den Hauptmahlzeiten, sondern häufig als Zwischenmahlzeit eingenommen. Am Abend sollte Obst wegen der „Gärungsfreudigkeit" gemieden werden.

Einkauf und Lagerung

Beim Einkauf von Gemüse und Obst sollte man stets auf die Frische achten, da eine längere Lagerung immer zu Vitaminverlusten und auch erhöhtem Abfall führt. Lagern Gemüse und Obst vor den Geschäften oder auf Märkten, so sind sie bei entsprechender Sonneneinstrahlung schnell welk, ganz abgesehen von einer möglichen Belastung mit Schadstoffen.

Obst und Gemüse lassen sich im Allgemeinen nur kurzfristig lagern. Hierbei sollte man den Kühlschrank bzw. kühle Kellerräume oder eine Speisekammer bevorzugen. Hilfreich ist häufig auch das Einschlagen in Frischhaltefolie. Wurzelgemüse und Kernobst lassen sich relativ lange lagern, da sie gegen Verdunstung einigermaßen geschützt sind. Die Lagerung sollte jedoch stets getrennt geschehen, da Obst und Gemüse sich gegenseitig beeinflussen, wodurch eine Qualitätsminderung hervorgerufen wird.

Obst- und Gemüsesäfte

Wegen ihres hohen Wassergehaltes können aus Obst und Gemüse Säfte gepresst werden, die in unterschiedlichen Qualitätsstufen angeboten werden. Alles, was als „Fruchtsaft" oder „Gemüsesaft" bezeichnet wird, bedeutet, dass die Ware zu 100 % aus gepresstem Obst oder Gemüse besteht. Dieser Saft ist also unverdünnt und frei von chemischen Zusätzen.

Nach der gültigen Fruchtsaftverordnung werden die industriell zubereiteten Säfte aus frischem oder tiefgefrorenem erntereifen Obst und Gemüse gewonnen. Die wertbestimmten Inhaltsstoffe, wie vor allem Vitamine und Mineralstoffe, bleiben bei der Herstellung zum größten Teil erhalten.

Fruchtsäfte werden nicht durch chemische Zusätze, sondern durch Pasteurisieren haltbar gemacht. Das gilt auch für solche Fruchtsäfte, die teilweise oder ganz aus Konzentraten hergestellt sind. Bei diesen Erzeugnissen wird dem Saft gleich nach dem Pressen etwa 50–80 % seines Wassers unter Hitze entzogen. Das Konzentrat wird zumeist tiefgefroren und lässt sich dann gut lagern und transportieren. Erst zum Abfüllen wird es wieder aufgetaut und mit der Wassermenge aufgefüllt, die zuvor entzogen wurde.

Fruchtnektar ist eine Mischung aus Fruchtsaft und/oder Fruchtmark, Wasser und Zucker. Der vorgeschriebene Mindestfruchtgehalt beträgt je nach Fruchtart 25–50 oder mehr Prozent. Die Fruchtanteile müssen jeweils auf dem Etikett angegeben werden. Ebenso wie Fruchtsaft enthält Nektar keinerlei chemische Zusätze.

Fruchtsaftgetränke bestehen aus kohlensäurehaltigem oder „stillem" Tafelwasser, dem Fruchtsäfte, Fruchtsaftgemische oder Dicksäfte zugesetzt werden. Fruchtsaftgetränke aus Kernobst oder Traubensäften müssen 30 % Saftanteil aufweisen, Orangensaftgetränke sogar nur 6 %. Der genaue Fruchtsaftanteil muss auch hier auf dem Etikett angegeben sein.

Gemüsesaft ist unverdünnter Saft einer bestimmten Gemüseart. Aromastoffe und geschmacksabrundende Zutaten wie Salz, Zucker, Essig, Honig, Gewürze und Kräuter dürfen zugesetzt werden. Bei Gemüsesaft-Cocktail handelt es sich um eine Mischung aus verschiedenen Gemüsesäften.

Gemüsetrunk ist ein Gemisch aus Gemüsesaft und Wasser, das mindestens 40 % Gemüseanteil enthalten muss. Der Gemüsetrunk darf wie der Saft Konzentrate und Zutaten enthalten, außerdem noch Zucker.

Limonaden werden aus natürlichen Säften, Genuss-Säuren wie Zitronen-, Apfel- oder Weinsäure und Trink- oder Tafelwasser mit oder ohne Kohlensäure hergestellt. Der Zuckeranteil beträgt mindestens 7 % – meist jedoch 10 %. Ein Liter Limonade enthält 100 g Zucker.

Brausen gelten als nachgemachte Fruchtsaftgetränke. Sie enthalten statt natürlicher Essenzen ganz oder teilweise künstliche Zutaten. Der Zucker wird oft durch Süßstoff ersetzt. Um Verwechslungen auszuschließen, dürfen auf dem Etikett keine Früchte abgebildet sein.

Literatur

P. Mayr/Dr. Rauch: Milde Ableitungsdiät, Karl F. Haug Verlag

P. Mayr: Schmackhaft kochen für chronisch Kranke,
Karl F. Haug Verlag

P. Mayr/Dr. Eichbichler: Gesunde Ernährung bei Rheuma,
Karl F. Haug Verlag

P: Mayr/Prof. Adam: Gesunde Ernährung bei Morbus-Bechte-
rew, Karl F. Haug Verlag

P. Mayr/Dr. Stossier: Eiweißfasten, Karl F. Haug Verlag

P. Mayr/Dr. Stossier: Die Candida-Diät, Karl F. Haug Verlag

P. Mayr/Dr. Worlitschek: Säuren-Basen Einkaufsführer,
Karl F. Haug Verlag

P. Mayr/Dr. Rauch: Schnelle MAD, Karl F. Haug Verlag

P. Mayr: Leicht bekömmliche Bioküche, Karl F. Haug Verlag

P. Mayr: Kneipp und gesunde Ernährung, Karl F. Haug Verlag

P. Mayr: Schnelle Bioküche für jeden Tag, Karl F. Haug Verlag

Die große GU Nährwert Kalorien-Tabelle 2002/2003

Ernährung heute, C.A. Schlieper/Dr. Felix Büchner, Hand-
werk u. Technik